Die ene patient

Zorgverleners over de patient
die hun leven voor altijd veranderde

那個病人，我人生的醫生

艾倫・狄維瑟 著
黃怡雪 譯

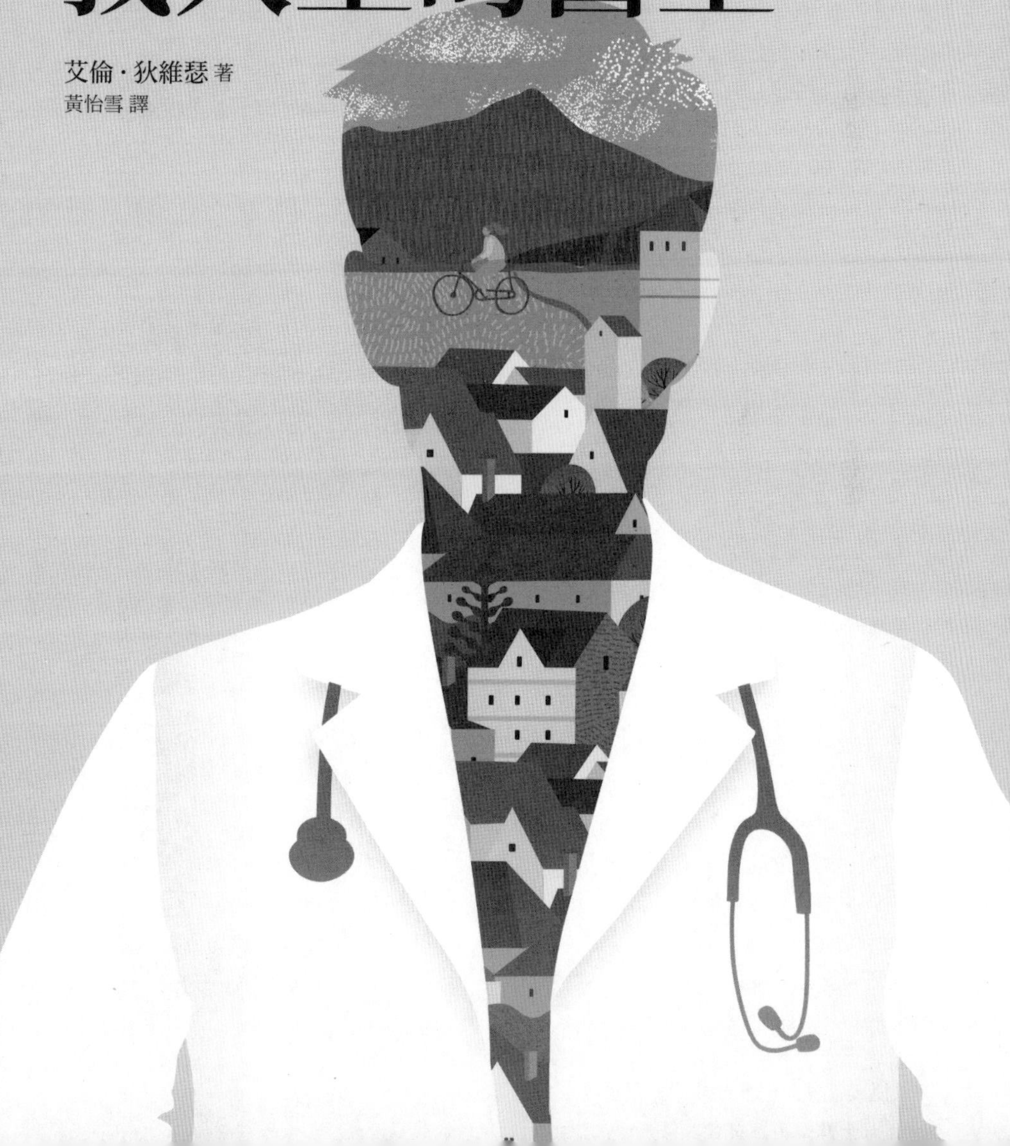

目次 Contents

推薦序

對調身分，感受不一樣的感動

陳寧

世上有許多形式的痛，卻無人想要飛蛾撲火。

八仙塵燃，是我被迫經驗的傷痛，走進去再出來的路上，除了獨自完整「體驗」整份疼痛，路上也受到了許多援助，沒有他們，我的身心絕無癒合的可能。

我想是那時開始，欣賞雙子座男生的吧。

曾醫師是我的主治醫師，對我而言，除了住院七十一天的執刀診治，也是狹小病房中的一道光、一股恆定的力量，他是一位聰明幽默，長相帥氣又愛笑的醫師，笑起來的眼睛總是瞇成平平的一條線，上彎的嘴角幾乎與眼角牽在一起，還記得受傷第二日被轉診到三軍總醫院，他第一次和我打招呼的情景：

「嗨，陳寧！我是曾元生，你接下來的主治醫師。」

旋風式地進場，充滿溫度的笑靨與對話，隨後二次旋風離場，醫師袍在他身上好似沒有重量，只能任由著他移動。那時與醫護人員，總是以垂直的視角交流，日日受到協助的我，心智年齡因傷退化成一個七歲小女孩，非常敏感且容易哭泣，總是「姊姊！姊姊！」地喚著護理師，而曾醫師的存在對我而言，也產生了一點移情作用：「他眞的好帥喔！」就像偷偷觀察學長的青澀女生，心裡滋長著依戀，喜歡他的專業與神采奕奕的眉目，因爲那時的我是如此的渺小脆弱啊，像下秒便會消失一樣。

經過兩年半後我出書了，將八仙塵燃前九百天，最難熬的關鍵故事寫了下來，裡面當然有醫院裡的一切，與醫護人員的回憶是血淚交織而成的，已然篆刻在我的疤痕裡，不能也很難被遺忘。

曾醫師有五位八仙塵燃的病人，當我們知道他酷愛唱歌後，每年一揪的「唱歌傳統」便形成了，看著他唱跳投入的模樣，一改我對醫師老是坐在診間中，問診開藥的既存畫面，專業之餘，醫師也有自己鮮明的性格與生活方式，眼前的他眞是酷斃了！

還記得某次我傳訊息和他提及我要出書了，並邀請他幫我撰寫推薦序時，醫師二話不說就答應了，也說很替我感到開心。我想醫師看著病人逐漸康復，身子越走越挺，離白色巨塔越來越遠的時候，應該也會在夜深人靜中感到驕傲吧！就如同書中所說：「醫護人員在專業上需要具備一顆獨特的同理心，在照顧病人的同時，心情需要保持穩定作爲一種屏蔽，以避免自己受到工作的情緒負荷影響，但還是有某些病人能突破這層屏蔽，試圖以某種方式去接觸及感動他們的醫生，最終塑造了他們的想法與行動。」透過本書，我好像開啓了一種魔法，以傷患的身分進入醫師的視角，對調身分感受不一樣的感動，原來我們的存在，或多或少也間接爲高能的醫師們，帶來了軟性的啓發，這種連結屬於人與人之間的，和身分與狀態無關。

「分離是如此甜蜜的傷痛。」當喜愛英國文學的醫師，引用《羅密歐與茱麗葉》的名句，告知患者的男友（一位英文老師），他的女友即將離世，讓他有機會躺在情人身邊，做最後一晚的話別。還有那個脫下醫師袍，就只是想以朋友的身分，陪伴於病人身旁的醫師，這些畫面都溫暖得讓我眼眶濕潤。

醫病關係，應該要彼此學習、相互成長，一方在病中堅強，一方於強時救濟。眞心推薦本書給想爲生活注入能量，或與人再次連結的讀者。

（本文作者爲《15度的勇敢：塵燃女孩的900天告白》作者）

好評推薦

對於一般人而言，畢業代表學習的結束，但是對於醫師而言，進入醫院代表學習的開始。

醫學的知識本身是一種科學，但是行醫這個志業不是。

在行醫的過程中，醫師必須能夠進入病人的世界，體驗人生的無常，在這個過程中，了解醫師不是神，盡力而已。

從這個角度來看，每個病人不斷地帶給醫師不一樣的世界，如同書中所講，醫師也是不斷地在跟這些病人學習。

——中山大學企管系助理教授／王致遠

我是胸腔內科專科醫師，又是重症專科醫師。

當閱讀時這本書，就是我病危病患的生命，歷歷眼前……

於是我心疼，心碎，心動……用我醫者的生命，走入患者的生命，我才知道「患者，都是我的生命導師」，他們無私地用了生命最後的眞情，分享死亡的起伏……我醫者懺情至今！

——胸腔暨重症醫學科醫師／黃軒

在白色巨塔的忙碌生活裡、在日復一日不停上演的生老病死之中，身爲醫療人員的我們常常忘記停下腳步思考……

這是一本適合醫療人員與所有民衆閱讀的書，讓我們停下腳步跟著書中一個個的故事，去欣賞造物主的美麗花園裡，花開與花謝的美。

——胸腔重症醫師／蘇一峰

前言

我妹夫的喪禮在二月某個晴朗的下午舉行，那是他原本會直接切到十倍速工作的日子，在那個擁擠的房間裡，躺著一個接受哀悼的腫瘤科醫生。他告訴過我，那天下午他會休假，去跟某個已經成爲他朋友的病人道別，從這個病人身上他學到很多。他說的話引發了我的好奇心：顯然病人會從他們的醫生身上學到東西，因爲醫生會不斷向他們解釋疾病的起源，以及可以如何治療他們的病。

但要是反過來呢？或許也會有其他醫生腦中滿是跟某個特定病人有關的回憶，或是某個他們絕不會忘記的故事。

這個想法給了我們靈感，二〇一七年的夏天，在荷蘭的報紙《人民報》上開設了一系列的專欄：醫生們談論在他們人生中留下特殊記號、爲他們上了寶貴一課的病人們。一開始的設想是要當作「補白」（紙媒通常會用的方法，好度過較為平靜的夏季月分），最初我們其實只規畫刊登六篇專欄。找到六位自願站出來說自己個人故事的醫生應該會是很困難的事——至少我們是這樣以為的。

事實證明完全相反。

醫生們熱切地參與，而且大多數的受訪者都立刻就知道自己想談論的是哪個病人。我們的短期實驗發展成了定期的每週專欄，而且過了一段時間後，醫生們甚至化被動為主動，開始自己跑來找我們。很快地，我們就把網撒得更廣，說故事的人不只醫生，還包括護士、諮商心理師甚至還有助產士和醫療社工。

在每次訪談之前，我都很難預料會發生什麼事。

我記得在四月某個灰濛濛的星期一早晨，一位法醫病理學家畫了一張素描給我，太陽緩緩地從一片就在路旁的麥田上升起，那是她剛剛證實一位年輕的機車騎士死亡的地點。才回到外頭不久，我還覺得頭昏跟略為驚嚇時，獨自走在阿姆斯特丹喧囂的車潮中，卻彷彿什麼都不曾發生過。

醫生和護士在專業上很需要具備一種獨特的同理心：在照顧病人的同時，他們必須讓自己的心情保持穩定，這樣的狀態能夠做爲一種屏障，保護他們免受自己工作的情緒負荷影響。但還是會有病人能夠突破這層屏障，試圖以某種方式接觸及感動他們的醫生，最終塑造了他們的想法與行動。而這正是醫療專業人員們想要分享的：坦承某種脆弱的故事，一週接著一週，每一個故事都持續讓我感到震驚。

早在很久以前，在醫療的世界裡，情緒就已經不再是脆弱的象徵。在《醫生的內心世界：情緒如何影響行醫》這本書當中，美籍醫生丹妮爾．歐芙莉說明了醫療照護的品質有極大的成分會受到醫生的情緒所影響。醫療專業人員不只能從工作中的行醫策略及技術層面，也可以透過自身的人文經驗中學習。

套句某位醫生說過的話：「我們和病人的接觸如此密集，在他們的人生中是一段相當獨特的時期，而且往往充滿情緒，無論我們是否喜歡，這樣的接觸都會給予我們思想上的糧食。」

對我們荷蘭的讀者來說，每過一週，感覺這些穿著白袍的超然、疏離的生物，就變得越加可親。他們寫信來表達他們多麼深受感動，因爲醫生們的敞開分享、他們所描述的寶貴教訓，以及他們開始會期待每一個新的專欄。

有一次有位詩人爲某位心理醫生發表了一首原創詩；有位老太太寫信來表達她對某位還在實習的年輕醫生的支持，後者在判斷病情時犯了嚴重的錯誤。有一位男士坦承，某個星期六早晨讀完一位腫瘤科醫生的故事之後，他忍不住對著自己的早餐放聲大哭。

臨床倫理學家艾文．孔巴尼說完那位二十多年前在他的醫院裡過世的女士艾瑪的故事後，過沒幾天，病人當時的男友就來跟我聯絡。他寄給我一張她的照片，我終於知道我筆下病人的長相。

我還有幸能知道更多類似這樣的幕後軼事：躺在安寧病房裡度過臨終前的日子時，腸胃專科醫生喬斯特．德倫斯的病人讀了他自己被刊登在報紙上的故事。他很感謝醫生的勇氣，對他說：「喬斯特，你眞是個勇敢的人。你從不讓你的病人空手而回。」本書裡提到的故事，關乎著那些給他們的照顧者機會學習與成長的人們——學習自己的專業、學習人生，還有了解自己。

在英文版中，我也加入一些英國和美國醫生提供的故事。我想再強調一次，受訪者熱切的反應與熱忱，實在讓我感到震驚且震撼。

我對創傷外科醫生卡利姆．布羅西提起這件事時，他回答我：「世上的每個醫生都有屬於自己的故事。」能夠在這一版最後的頁面裡訴說更多這樣的故事，實在是我的榮幸。

——二〇一九年二月於阿姆斯特丹

註：本書有好幾位醫生的故事都有提到安樂死。跟英國和美國的情況不太一樣，在荷蘭，安樂死是合法的。遵照病人所表達的請求，荷蘭的醫生可以協助病人結束生命，提供協助、終止他們的生命是合法的，細節隨特定盡職調查的規定而異。其中包含評估病人受苦的程度，必須被認定爲無法承受、沒有希望復原，還需要經過第二位不受前述決定影響的醫生確認。假設這些條件都有被滿足，醫生就不需要擔心被起訴。在荷蘭有百分之四的死亡是透過安樂死達成，當中絕大多數的病人都處於癌症末期。

01 單車騎士

——彼特．范登柏，腫瘤科醫生

我知道我無法棄他於危難中不顧，但我幫他結束生命的那天下午，
卻是此生我最難過、最痛苦的其中一刻。

我到現在都還記得，外科醫生說我將成爲某位職業單車選手的主治醫生時，我當下的反應。我也很喜歡騎單車，爲此我感到非常期待，也覺得我們一定會合得來。但外科醫生還加了一則忠告，說他是個很古怪的病人。他說得沒錯，基本上葛蘭實在是個很難讓醫生對他有好印象的病人。他說話相當直言不諱，但會帶著幾分幽默和諷

刺，這點我很欣賞。他每次來回診，最後我們總是只聊癌症一分鐘，卻用另外二十分鐘聊單車。

十個月前他剛動過手術清除結腸癌，而現在癌細胞卻轉移了。我們只能爲他安排化療，這種治療方法有可能會延長他的預後。平均來說，像葛蘭這種情況的病人大約還有一年可活，但他卻對統計數據嗤之以鼻，還是照常每週進行長距離的騎車訓練，甚至攀越西班牙地勢最險峻的山脈。他就這樣騎車走過化療的過程，還說既然要痛，不如就痛個徹底。

我們原本預期他可以活一年，但他卻活了超過兩年。我沒辦法證明是騎車的功勞，但卻直覺應該是這樣。騎車讓他整個人感覺好多了，也在某種程度上減輕了副作用，讓他有地方分散注意力，可以暫時把癌症拋諸腦後。

科學上並沒有任何證據顯示，運動可以幫助癌症病患活得更久。可能跟病人的整體健康比較有關，不論是在精神上或肉體上。運動可以強化免疫系統，進而幫助病患經得住伴隨癌症治療而來的痛苦。我每天都會對我的病人說明這點，還會用葛蘭的病情當做例子。

多虧他，我們現在正考慮在醫院裡推行正式的運動方案。爲什麼一定要阻止病人騎車，叫他們得回診或進行療程呢？我們的計畫是要推行一種伙伴系統，讓志工和病人一起騎車，從家裡接他們到醫院，並從醫院送他們回家。我甚至覺得病人可以在做完化療後騎車回家。有何不可？可別低估了他們的能耐。

整整兩年的期間，葛蘭和我成了彼此的摯友。我常常在想這樣恰當嗎？是可被允許的嗎？會不會有什麼利益衝突呢？但葛蘭始終保有著他的自主性。當我告訴他說我想在醫院裡開設化療花園的計畫，我們的友誼也因此加深了。這個花園就像一個休息室一樣，病人在裡面可以感到放鬆，在一個自然的戶外環境裡接受治療。但資金仍然是大問題，所以葛蘭建議可以辦一場募款性質的單車活動。活動後來很成功，我們合力募到了五萬歐元，從醫院通往花園的那條路甚至還用他的名字來命名。

我一直都很小心不要帶著我的工作回家。當然我還是會體恤我的病人，但只要我把門關上，那些掛慮就得留在另外一邊。但在葛蘭身上，這套完全行不通。在這之前，我從來不曾跟一個病人如此貼近過。

當他的健康狀況開始走下坡時，他要求我擔任幫他施行安樂死的醫生。我到他家裡去看他、反覆爲此討論，他也看得出我覺得很不好受。「你該不會怕了吧？」他用擔心的眼神看著我，接著馬上用他慣有的幽默反將我一軍：「你知道誰才是那個不好受的人嗎？是我！」我知道我無法棄他於危難中不顧，但我幫他結束生命的那天下午，卻是此生我最難過、最痛苦的其中一刻。

他曾經提議要送我一件車衣當禮物，當時我拒絕了，覺得收病人送的禮物不太恰當。在他死後，他的妻子交給我一個包裹，裡面裝著騎車的全套裝備，還有一張葛蘭寫的字條：「看到了吧？我也是會寫遺言的。」

02 適應力

——愛麗絲・范德普，小兒科醫生

總有些孩子的遭遇會讓我夜不成眠，她就是其中一個。

她是個很漂亮的女孩，一個可愛的小美人，才剛兩歲。托兒所的員工注意到她全身都是瘀青，腳上還有一個很大的水泡。他們撥了家庭安全諮詢專線，後者要求我們檢查她身上是否有任何被虐待的潛在跡象。這就是那天他們三個人會坐在我辦公室裡的由來：那個孩子、她的母親，還有繼父。

我們立即安排孩子住院，因爲她肚子上的瘀傷有時候其實是內傷的跡象。此外我們也希望能夠慢慢來，進行詳細的檢查，我的工作就是要查明女孩身上的傷是否和她父母所說的一致。我們用X光檢查她全身的骨骼，發現她的前臂有骨折，好幾根脊椎骨上也有極細的裂縫。她之前曾經因骨折接受過治療，當時她「從樓梯上摔了下來」。我們聽過太多這樣的故事了，小孩其實常常跌倒，所以這聽起來完全是合理的。但是脊椎骨上的裂縫看起來很可疑，有時候它們可能是自然出現的，因爲骨頭天生就很脆弱，但這個女孩的情況並不是這樣。

我們當下直覺認爲她的傷是被刻意施加的，但我們還是得照規矩辦事。雖然感覺會花上我們畢生的時間，但我比較害怕做出錯的結論。而當女孩繼父出現時，我覺得極度不自在，因爲我覺得他很可怕。讓我感到不安的都是些很小的事：他說話的語氣，還有他的眼神。他曾經不經意地提起自己是某個射擊俱樂部的會員，每當他走進病房的時候，房裡的每個人都看得出來那女孩的身體變得僵硬……我們很可能會做出各種沒有事實根據的猜測，而爲了避免這樣的情況，不要用直覺思考就顯得很重要。

那女孩的情況讓我明白自己在工作上必須表現得多精準。除此之外，還需要擁有敏銳的觀察力，爲了確定事情的眞相，也得步步小心。

我們也向全國與國際專家尋求建議：水泡有可能是新鞋造成的嗎？瘀傷有可能是因爲跌倒的緣故嗎？因爲我們檢查得很仔細，我確實感覺自己好像已經爲那女孩做了一切我所能做的。我會這樣說，是因爲我們始終沒找出到底是誰對她施虐，這是身爲醫生或護士感到最挫折的其中一點，但找出罪犯其實不是我們的職責，我們的任務是要盡力用事實支持某個人的主張：提出證據證明傷痕比較可能是故意的，還是出於意外。後來家暴防治機構把她送到祖父母家安置了三個月，她母親和繼父只能在受監督的情況下去探視。看起來一切都沒問題，而她最終還是回家了。

那女孩也讓我領悟到，小孩的適應力可以多強。她一定受了很多苦，但我們始終沒看出任何跡象，因爲她很懂得該如何掩飾，她眞的很勇敢。當她要離開的時候，我們都很依依不捨，而現在，每當我指導醫生和學生的時候，還是常會說起她的故事，這樣也有助於我處理自己的感受。

我還是不知道那女孩到底怎麼了。我不被允許搜尋資訊，這我完全明白，但還是覺得很令人挫敗。我很怕有一天會看到新聞，聽到有個孩子成了家暴的受害者，然後就突然看到她的臉。總有些孩子的遭遇會讓我夜不成眠，她就是其中一個。

03 莎士比亞

——艾文．孔巴尼，臨床倫理學家

所謂的幸福其實就是和我們周遭人們之間的連結。

我抵達艾瑪病床邊的時候才剛入夜，她是個年約三十出頭的女性，某一天在出門慢跑的途中突然失去意識。掃描檢查顯示她的腦膜出血，神經專科醫生希望等到當晚結束再做決定。我們幫她裝上了氧氣設備，同時監測她的血壓。任何最終決定都將推遲到隔天早上，但情況很不樂觀。她陷入了重度昏迷，腦死的機率非常的高。

她的男朋友一直在病房裡陪著她。當時我正在進行關於腦死的博士論文研究，經常接觸病患的家屬。通常我要保持專業的距離並不是太大的問題，但是這位先生卻很快地就打破這層障礙。經過長談之後，我們彼此建立了深層的連結：他是個英文老師，我則是個英國文學鐵粉。隨著夜幕緩慢低垂，這就是我們聚在一起時談的話題。

我要他做好心理準備、跟他說最糟的情況會是什麼，並告訴他，他的女朋友可能隔天就會死。我引用了出自《羅密歐與茱麗葉》的經典名句：「分離是如此甜蜜的傷痛。」因爲我知道他與摯愛告別的哀傷，很快就會滲透到他們共有過的所有相愛與生活的美好回憶裡。他聽了我的話之後忍不住放聲大哭。意識到這將會是他們能夠共度的最後一晚，面臨即將來臨且無可挽回的結局，他問我是否能夠躺在她病房的地板上。我當下立刻明白我該怎麼做。我們多搬進了一張床，放在她的病床邊，調暗了房裡的燈，把所有設備的警報器全都關掉。他們躺在彼此身邊：他用雙臂環繞著她，他們就這樣一起平靜且安詳地度過最後一晚。隔天早上七點我就把他叫醒。幾個小時後，神經專科醫生再度過來檢查艾瑪的狀況。這次結果已經確定了，腦死已成事實，我們拔除了氧氣設備。那天早上開車回家的路上，我突然清楚地明白，我們常常把自己的人生視爲理所當然。艾瑪出門跑步的時候，一定心想自己很快就會回家，她男友當天早上跟她親吻道別的時候，也覺得很快就能再見到她。但這就是人生，晴朗的天空也可能瞬間就變得一片漆黑。

他寄給我一份訃聞，我參加了她的喪禮。當他在悼詞中朗誦莎士比亞的文字時，我深受感動。我們臨終的時刻或我們能和摯愛共度的最後一晚，終有一天會到來。通常我們都吝於去預想那個時刻會是何時，但他可沒這麼幸運。他很感謝我當時的誠實以對。因爲明白艾瑪可能沒機會活下去了，才能讓他決定該如何度過和她之間最後的時光。只要創造他們最後一晚在一起的回憶，我們就能夠爲他的傷痛增添幾分甜蜜。

雖然那已經是二十年前的事了，那天晚上卻教會了我珍惜生活中的簡單小事有多麼重要。和我太太一起喝杯咖啡、舒服地躺在同一張床上、花時間和朋友們相處……所謂的幸福其實就是和我們周遭人們之間的連結。人生是場關於不朽的錯覺，告別的時刻終將來到，所以請盡你所能去創造美好的回憶，越多越好。

我和艾瑪的男朋友後來還保持聯絡了好長一段時間，他甚至還來參加我的博士學位頒授典禮和我的婚禮，就在她已經過世五年後。她的墓誌銘上寫的是讓他深受感動的一段話，正是當天晚上我在她床邊引用的那段《羅密歐與茱麗葉》的名句。

04 最好的選擇

醫生會覺得拒絕治療很難，但有時候這真的就是最好的選擇。

——彼得．范艾斯登，神經外科醫生

當時她才六歲，某一天無預警地從腳踏車上摔了下來。我第一次見到她父母是在醫院的走廊上，當時他們才剛聽到醫生的診斷結果：核磁共振顯示她的腦幹上有個惡性腫瘤。預後很不樂觀，因爲從腦幹組織裡長出來的癌症幾乎不可能治好。這個小女孩沒多久時間了。

她父親的態度從一開始就很堅決——如果她很快就會死，那他們夫妻將拒絕讓她繼續住院，他們希望帶她回家，不再讓他們的生活充滿焦慮，能夠一起共度他們僅剩的時光。那段對話一直留在我的心裡，我常常會回想起這一切。她父親曾經說過，她的生活重心全都在學校，她很喜歡玩拼豆和畫圖。如果我們現在帶她回家，她就可以再繼續過那樣的生活久一點。

她永遠不會有機會上大學、踏入職場、找到伴侶或追逐夢想，那爲什麼我們還要讓她接受痛苦的治療，即使那只能讓她再多活幾個月？

她的父母是我妹夫最好的朋友。知道診斷結果後，他馬上打給我，問我是否願意幫助他們度過即將到來的這段日子。

其他醫生提出了幾個建議給他們：有部分的腫瘤可以動手術移除，但始終會再增生，還有另一個是放射治療，但也只能延緩無可避免的結果，但不做任何治療這個選項——卻從來沒有人提起過。經過他們的初步思考後，這對父母努力想了很久，跟各種專家談過，但最終還是堅持他們自己的看法。他們相信，對他們來說，什麼都不做是一個經過深思熟慮的選擇，也是對他們的女兒最好的選擇。

那個小女孩後來又多活了七個月。在那段日子裡，這家人很專注地跟彼此道別，不受任何侵入性治療和探病的干擾或負擔。我從那對父母身上學到很多，其實我一直都很懷疑，在某些情況下醫生應該告訴病人，什麼都不做才是最合理的選擇，但是我思考得越久，就越不確定。就我個人來說，我其實覺得不必要地延長壽命沒有什麼好處，但卻一直很猶豫該不該對其他醫生表達這樣的想法。

我也一直在想：我該對誰說這些呢？但突然之間，他就出現了——這位年輕的父親，如此堅定不移地拒絕拯救他最珍愛的寶貝的嘗試。他以原始且清晰的方式回應了我的想法。從那時候起，我就變得不那麼重視治療了。對某些病人來說，手術是最明顯的方向，對其他人來說，治療顯然沒多大的好處。但在這兩種極端之間，卻有個極大的灰色地帶。現在我會問病人，他們人生中最重視的是什麼。而爲了達到他們想要的，我就得先了解他們是怎樣的人。在那個小女孩在家過世之後，已經過了好幾年，最近我又跟她的父親聊起這件事。他說，醫生往往會專注在可行的治療上，但不必要的副作用卻不會受到太大的重視。他的經驗徹底改變了我行醫的方式。現在我明白了，治療過程有時候可能會太多餘，不只對病人本身而言，還包括他們的家人。醫生會覺得拒絕治療很難，但有時候這眞的就是最好的選擇。

05 某個星期二晚上

——漢斯．范古多弗，小兒科醫生

這世上最困難的事情，莫過於要決定你自己孩子的生死。

那天是星期二晚上，婦科醫生打電話要我到產房去和一對年輕夫妻談談。那位太太才剛懷孕二十五週，但孩子已經快出生了。這麼早出生的孩子情況通常很不樂觀。懷孕還不足二十四週時，治療通常是無效的，我們通常會建議等到滿二十六週再進行，但這中間的兩週就會形成灰色地帶。那天的情況也是這樣，在大半夜裡，坐在某個即將臨盆的女性床邊，她老公也陪在旁邊，我開始說明如果他們的孩子能活下來，結果可能會如何，包括產生任何缺陷或永久性損害的風險。

那對夫妻跟我說起他們的生涯規畫，他們正打算到國外工作。他們並不知道一個可能有缺陷的孩子該如何融入他們設想的藍圖，也很擔心他們的小孩可能會因此受苦。最後他們決定，等孩子出生之後，不要進行任何治療。我對這類的討論早已不陌生，我還可以說，大多數的父母都會央求我們盡一切所能，讓他們的孩子活下來。所以那對夫妻的反應讓我有點訝異，事實上這世上最困難的事情，莫過於要決定你自己孩子的生死，但我還是得尊重他們的意願，如同所有小兒科醫生和新生兒科醫生都曾宣誓過的。他們的孩子是個小女孩，在隔天一大早出生，而我們所能做的就是讓她盡可能不要受苦，最後她在幾個小時後過世了。

那時我心想，應該再也不會見到這對夫妻了。但是一年後，我又接到同一位婦科醫生打來的電話，又有新生兒的父母特別想跟我談談。我馬上就認出他們了：是同一對夫妻。他們告訴我，經過仔細考慮後，他們最後沒有出國。那位太太再度懷孕，而且現在又快臨盆了，才剛二十四週，還比之前早了一週。這個孩子是個男孩。

關於孩子的存活機會，我跟他們說了同一番話，但是這次他們做了不一樣的決定：希望我們盡一切所能搶救孩子的生命。但最後我們還是失敗了——小男孩還是沒能活下來。在我的執業過程中，始終忘不了關於這對夫妻的記憶。我們總會盡可能讓病人（在這個例子中是父母）參與醫療決策，這當然很重要，就像有人常說，如果人們可以決定自己的治療方法，就會選擇對他們來說最好的方式，現在我才明白這眞是天大的幻想。這對夫妻都是受過良好教育的人，面臨如此煎熬的兩難、不斷倒數的緊迫時間，沒有朋友或家人可以幫忙。以後見之明來說，也許他們做了錯誤的選擇，後來我再看到他們的時候，還是可以明顯感受到他們的心痛。我知道自己並不被允許去改變別人的想法，因爲我必須保持客觀，但是跟這對夫妻相處的經驗，卻迫使我必須更清楚地傳達訊息給病人。

當然，我們永遠不會知道，那個小女孩的命運可能會如何。早產兒當中有一半的人永遠都沒辦法離開加護病房。女孩的存活率往往比男孩來得高，這點讓這個例子看來更是悲劇。如果那個星期二晚上我有站在他們的立場想，也可能會做出不同的選擇。賭看看某個新生兒會不會有機會活下來，不是很值得嗎？最後那個小女孩或許還是不會活下來，但她卻從一開始就被剝奪了努力的機會。

06 另一個世界

——班．庫爾，家醫科醫生

即使當時我還是學生，我都還是看得出來，願意為病人花時間有多重要。

她是個年約四十出頭的女性，聰明且迷人，而我和她的相遇深深影響了我的人生。當時我是個病房醫生，才剛從大學畢業，還在成爲專科醫生的路上。她已經被診斷出得了卵巢癌，這種病的預後通常不樂觀，她的情況是治不好的。每天早上我都會和護士一起去看她，但通常我捎給她的只會是壞消息。我在巡房過程中會快樂地探視其他的病人，傳達掃描或血液檢查的結果給他們，但每天早上我走進她的病房時，心情都會很沉重。

「班，」有一天她對我說（我還記得，她總是會直呼我的名字），「你難道就沒別的消息好說嗎？我知道我就快死了，但難道你就不能改說點別的，某些好的事情之類的？」聽到她這麼說，我才忽然意識到，病人也是有血有肉的眞人，而我的工作應該不只是傳達醫療訊息而已。在那之後，我開始展現更多屬於我個人的層面，說起別的事情：比如說我放假都做些什麼，而她很喜歡聽我說這些。病人代表的絕不只是疾病而已——這是每個醫生都應該謹記在心的事實。

在她那樣問我之後，我才意識到自己在醫院裡其實覺得很不自在。我周遭的專科醫生走路都很快，忙著進行他們的下一個掃描、下一輪化療……一切都是臨床上的，不帶任何情感。有時候，在被手術折磨得不成人形的病人床邊，我會聽這些醫生們說起手術的結果看起來有多好。我看著病人臉上的表情，彷彿是在說：「等等，你是在說我嗎？」我在醫院裡根本就不覺得自在，而這個病人幫助我領悟到了這點。我和她的對話顯示了專科醫生絕不是我想走的路，我還寧可在更全面性的家醫科領域工作。

我就這樣開始了家醫科的課程，而且馬上就注意到這兩者的差異。課程告訴我們，這絕對不只關乎最新的病理學結果，而是在於傾聽、觀察、展現興趣。我母親很年輕的時候就過世了，當時我還在讀大學，我還記得她的醫生每隔兩天就會來看我們。雖然他能做的其實不多，但他總是會脫下他的醫生袍，坐在她身邊，就在那裡陪她。我永遠不會忘記，光是他的存在就給予我多麼大的支持。即使當時我還是學生，我都還是看得出來，願意爲病人花時間有多重要。

那位得了卵巢癌的女士在我離開醫院一年後過世了。直到她的一位好友到我修基礎課程的地方找我，我才知道這個消息。她帶了一瓶酒來，還有一封那位病人特地寫給我的信，就在她過世前不久。如今已經事隔二十五年，但只要想起這件事我都還是會覺得很感傷。對於我們共度的短暫時光，她深深感謝，也希望讓我知道這件事，即使當她已經不在人世之後。這件事顯示了病人和醫生對彼此可能具有的意義有多大——我對她的意義是什麼，當然，還有她對我的意義。

07 正值悲傷

——漢娜克．哈拿爾，護士

透過他們所愛的人能送給世界的最後一份贈禮，
我可以對正在悲傷中的人們提供安慰。

他是在工作的時候開始覺得不太舒服，隨即就倒下了。救護車開往醫院的途中，救護人員已經先在車上幫他插管，沒想到入院之後，他的情況卻急轉直下，迅速惡化。他是個年輕的父親，孩子才十幾歲，檢查發現是嚴重的腦出血。幾小時後，醫生證實他的腦部活動已經完全停止。他們跟他的家屬展開會談，說明他已經沒有機會好起來，就算再做任何進一步的治療也沒效了。

接著醫生們查閱了全國器官捐贈登錄系統，資料庫裡面並沒有病人的資料，他們只好試探性地問他太太，他們在家是否曾經談過器官捐贈的話題。他還很年輕，身體也很強壯，醫生們都看得出來他身上有許多器官都還很健全。他太太同意要捐出一切可用的器官，我的電話就是在那時響起的。

我趕到加護病房，在那裡遇見病人的太太、姊姊還有兩個孩子，他們看起來異常地平靜。我很仔細地向他們說明狀況，對所有人（包括小孩在內）確切說明捐贈過程會包含的一切。在我的腦海裡，我一直不斷想弄清楚他們當下的狀態，預測他們會需要什麼資料，這讓討論顯得相當緊張。醫生們正在進行檢查，好確定是否已經腦死，這個程序持續了好幾個小時。檢查完之後，他們進到病房向家屬致意，告訴他們正式的死亡時間。我到現在都還記得我幫他們把死亡時間寫下來，以及當時我說的話：

「我們會好好照顧他的。」

在器官摘取手術進行時，他太太都待在醫院裡。她等了五個小時，直到最後一個器官被摘取完成。六週後，我打電話給她，這是我習慣進行的程序，告訴家屬他們所愛的人的生命旅程已經終結了，而她希望我能去探訪她。於是我就這樣突然去到他家，站在某個對我來說還是陌生人的客廳裡。這是我第一次看到病人還活著時的照片，在這之前我只看過這個男人動也不動地躺在病床上的樣子，周圍都是管子和醫療設備。他太太告訴我，爲什麼在同意捐贈器官的時候一點猶豫也沒有：他們常聊到器官捐贈的話題，而且這也符合他的個性和人生觀。他是個經常爲別人無私付出的人，但卻沒時間把自己的名字登錄到資料庫裡。當我告訴她，他的兩顆腎臟、心臟、肝臟和胰臟，總共可以讓五個人重新過正常的生活時，她忍不住痛哭失聲。

一年當中，我會進行好幾十次這樣的對話，通常是在我負責區域的醫院裡，往往情況都會極度緊張。偶爾會有一兩次對話讓我印象特別深刻，某個病患的家屬會在我記憶裡揮之不去，這位太太就是其中之一。我其實才剛認識她不久，我想這只是她人生中最難過的某段時間之一，但就在那幾個星期間，我們的關係變得非常密切。

後來當她回憶起我進到加護病房的那一刻時，她對我說：「接著漢娜克就走進了我們的生活。」這句話說明了一切。她對我展現的信心與信任實在讓我驚嘆，即使她先生留下兩個孩子讓她照顧，就在這個人生當中最艱難的時刻之一。這也讓我意識到，爲什麼會覺得自己的工作很有價值：透過他們所愛的人能送給世界的最後一份贈禮，我可以對正在悲傷中的人們提供安慰。這位太太也幫助我明白，讓生命能有個充實的結尾是多麼的重要。

08 瓶蓋

我們永遠都該準備好跳脫常規，去做我們從來沒做過的某些事。

——馬克．薛丁格，血管外科醫生

他住在鹿特丹附近，有一次要開一小時的車到愛因荷芬的路上，因爲實在太痛了，只好在路上停下來兩次，下車到處走走。他蹣跚地走來找我動手術——已經反覆承受加倍的折磨，精疲力盡又痛苦不堪。他指著自己的腹股溝對我說：「醫生，我總覺得好像有六個瓶蓋在裡面不斷磨擦似的。」整整三年的時間，他的人生一直被某種形式的折磨所控制，但其他醫生卻說這種痛是永遠不會減弱的。痛苦讓他變得虛弱，只好把工作辭了，靠著傷殘津貼生活。我對面坐著的這個男人已經快撐不下去了，他對我說，「如果眞的是這樣的話，那我就完蛋了。」

這一切都是因腹股溝疝氣而起。一開始的治療似乎還滿有效的：外科醫生用一小塊的合成網片蓋住疝氣的部位，這種塑膠紙很常被用來修復疝氣的問題。網片會被貼在腹股溝結構的弱點上，之後身體就會在周圍產生疤痕組織，讓網片變牢，最後讓疝氣閉合。這種技術很可靠，而且通常都會有效。但一直到現在我們才知道，在某些相當罕見的情況下，手術還是可能會對病人產生極爲不利的影響，造成手術部位的慢性疼痛。

但是那個男人一跛一跛地走進我的辦公室那天，這一切的因素其實都並不明顯。他的外科醫生安排他做了超音波和核磁共振檢查，結果都顯示正常。他們告訴他，可能得要學會跟這種疼痛共處，並建議他去找疼痛管理科。但他在那裡沒得到太多緩解，因爲這種疼痛很難用藥物治療。那塊網片需要被移除，他知道的就只有這樣。他只能到處詢問，但是沒有人願意伸出援手。

他就是這時來到我們醫院的。我們是腹膜疼痛專家，而且他的家醫科醫生也仔細研究過我們的情況，還寫了一份轉診單。我幫他做了詳細的檢查，結論是他或許說得沒錯：那種像瓶蓋一樣每天在他的腹股溝裡刺痛的感覺，確實是因爲網片所引起的。我打給一些和我交情不錯的醫生，但他們當中沒有人曾經移除過那塊網片。植入當然沒問題，但要移除？問題可就大了。沒有人有足夠的勇氣去碰觸這個問題，於是我就想：好吧，那我就自己來做！

我還記得當我告訴他這個決定時的情景：他當場崩潰大哭。一個成年人，既高大又強壯，卻被小小一塊塑膠皮搞得生不如死，現在還因爲有幸遇到一個終於願意相信他的醫生而痛哭流涕。那一刻我才領悟到，醫生眞的需要很敏銳地聆聽自己病人的心聲。一百次當中有九十九次，他們都會幫助你做出正確的診斷，而你需要做的就只是伸出對的天線。

我之前從來沒做過這種手術。網片上已經長滿了疤痕組織，要在不造成額外傷害的前提下把它清除其實並不容易。六週後當他來回診時，整個人是抬頭挺胸、興高采烈且充滿活力的，完全像換了個人似的。他的痛苦消失，現在他又能享受生活了。

爲什麼這整個過程得花這麼久的時間呢？難道我們就不能更快幫他動手術嗎？爲

什麼要浪費他人生當中寶貴的三年，一直活在痛苦裡呢？當然，他說的沒錯。他已經成了其他人漠不關心的受害者。如果醫生不知道該怎麼處理某個病人的情況，那他們就該有責任去找能處理的其他人。

這個受盡煎熬的鹿特丹人教會了我寶貴的一課，我們永遠都該準備好跳脫常規，去做我們從來沒做過的某些事，尤其如果這麼做可以明顯讓病人的情況變得更好的話。只要你有這麼做的好理由，那麼違背常理就沒有什麼不對。

09 捉迷藏

——艾瑞克・沃倫斯，實習中的熱帶醫學科醫生

有時候我們可以在生死之間造成不同的結果，會讓人感到非常安慰。

是他母親把他送來醫院的，當時他的情況已經很危急。我趕到床邊的時候，他已經沒有意識，還經常癲癇發作。他的呼吸既深沉又吃力。我們很快就診斷出他得了什麼病：是腦性瘧疾，是這種疾病中，最具侵略性的一種，他活下來的機會非常渺茫。他才六歲，但就像南蘇丹的許多孩子一樣，可能永遠不會有機會長大。

我工作的難民營擠得水洩不通。將近有十二萬名可憐的人已經被困在班提烏這個

邊境城鎮好幾年，因爲來勢洶洶的內戰，他們被迫從家鄉遷移到此地。當時的情況很糟糕：每個人都住在鐵皮屋裡，難民營的周圍都是沼澤地，正是散播瘧疾的蚊子的最佳生長環境。很顯然，我們的病人多數都是兒童，無國界醫生在這裡設立的醫院可以容納一百五十床，還包含一間手術室、一間急診室、一間小兒科病房和營養門診。儘管已經盡我們所能做的一切了，週復一週，還是會看到孩子不斷地過世。

我照顧了這個男孩四天，我的同事會在晚上跟我換班。在這四天期間，他一直都無意識地躺在床上。我們在他身上用了抗瘧疾藥物、抗生素和輸液，希望可以讓他的身體在安全狀態下維持足夠的時間，好讓身體可以自行修復受到的損傷。整個醫療團隊都知道他的情況，我們會每天回報他的狀況，但是我們都害怕會發生最糟糕的結果。就算他眞的活下來了，產生併發症的機率還是很高。很多得過這種惡性瘧疾最後活下來的孩子，多半會變聾、瞎掉、全身癱瘓或是腦部受損。

接著事情開始好轉。他開始對疼痛有反應，接著開口說話，二十四小時後就能張開眼睛。他坐了起來，開始吃東西跟說話。被送到醫院才過一週，他就可以開心地到處亂跑、在床下玩捉迷藏，還可以在走廊上踢足球。我們都很開心能看到他恢復到以前的狀態。

現在每當我坐在某個孩子的床邊，事情看起來不太樂觀的時候，我都會想起那個男孩。難民營裡充滿了故事，其中有許多既悲傷又沒有希望的。但是像這個故事一樣，關於某個男孩奇蹟似地復原，正是激勵我們可以繼續努力，不要失去希望的動力。在我們前去支援的南蘇丹，當地的醫生和護士正是最需要這些故事的人——我們只不過去支援半年就回家了，但他們卻得在那邊辛苦工作好幾年，每天都要看到別人受苦。領悟到有時候我們可以在生死之間造成不同的結果，會讓人感到非常安慰。

那個男孩的母親之後告訴我，她一直都認爲她的兒子會完全康復，畢竟她已經把他送到醫院了，不是嗎？她的態度完全說明了在這裡生活的人們所擁有的韌性。我們就住在戰區中間，可怕的戰役每天都在難民營外面激烈進行，但是大多數的居民卻還是能保持樂觀正向的態度。有許多人默默地受苦，我們也看到很多在精神上感到極度痛苦的人，但是他們還是能堅持下去，想辦法把自己的生活過好。他們建了教堂、舉辦市集，而且在你能看到的每個地方，都有人在踢足球。他們會保持充滿希望的樣子，即使在事情看起來毫無指望的時候，因爲他們完全知道過一個沒有希望的人生會是什麼模樣。

我並不知道那個男孩後來怎麼了。我們准許他出院的那天，他很開心也很健康，沒有理由讓他再回到醫院了。他再次融入到難民營裡的人群中，在某間鐵皮屋裡，他會繼續像過去一樣生活。我希望他還會到處奔跑、玩捉迷藏、和朋友一起踢足球。

10 鐵石心腸

——威爾科．保羅，神經內科醫生

我們為彼得的生命帶來了奇蹟，但就在我們眼前，奇蹟卻瞬間變成了海市蜃樓。

彼得是個十九歲的學生，某天晚上在車站遭到陌生人用棍子殘暴地攻擊。他被送到醫院時已陷入嚴重昏迷，當天晚上我們幫他動的手術很成功，之後的好幾次也都很順利。他康復的機會很渺茫，但是我們還是盡一切所能讓他活下來，而且成功了：他在加護病房躺了好幾個月，一年後他已經恢復得很不錯，可以出院回家了。事實上，彼得很感謝我們做的一切，還架了一個特別的網站，對其他人訴說他的這段經歷。

彼得回到他在澤蘭的家，靠近荷蘭的海岸邊，那是他父母住的地方，在那之後我再也沒有聽說過關於他的消息。每年我會爲數十位病人動手術，他們都受到創傷引起的腦部傷害，通常是因爲意外引起的。我其實從來沒有實際調查過，接受過手術的病人中，有多少人可以再過上充實的生活。如果病人活著出院，那就是我最後一次看到他們的樣子。他們會回到家裡，如果回家後的狀況不順利，他們就會被送到康復之家或護理之家。但我從來沒看過這些機構內部的樣子。

直到四年前，我第一次去參訪康復之家，並在那裡遇到很可能是我們之前的病人。那次的經驗非常衝擊——我所遇到的人們失能的情況非常嚴重，他們能做的事情少之又少，讓我不禁想：我自己會想過那樣的生活嗎？這也讓我開始思考，對我來說，人道與快樂的本質到底是什麼？一旦腦部受到損傷，生命就會變得如此脆弱。我從來沒有想過，我們這些在醫院工作的人，到底是不是在做對的事情？我們應該盡我們所能，去搶救每一條生命，就只是因爲我們辦得到嗎？

在那之後，我開始爲此動起腦筋。我有一位學生想要研究接受過腦部手術後出院的病人，是否能過得開心且充實？所以我們決定進行這項研究，訪談過去幾年曾治療過的病人。於是我們去了一趟澤蘭，我終於再度見到彼得，我們都以為他會過得很好，因為四年前我們跟他道別時的情景就是如此。但現在他經常會癲癇發作，智商再也沒辦法恢復到過去的水準，而且他還有記憶方面的問題。他已經試過再回去讀書好幾次，但是都沒有成功，而且他身邊也沒有人陪伴。

這讓我們非常震驚，在回程的車上，整整半小時誰也沒說話。還好我們最後遇到了大塞車，才讓我們有機會可以平靜地談談這一切。過去我們如此深信，我們為彼得的生命帶來了奇蹟，但就在我們眼前，奇蹟卻瞬間變成了海市蜃樓。

透過彼得的故事，我現在明白我們跟其他醫院密切合作進行的研究有多重要。在提供治療的時候，我們的極限究竟在哪裡？我們應該幫每位病人動手術嗎？儘管我們研究結束的那一天遙遙無期，但是透過訪問病人和他們的家屬，我們很希望有一天可以針對上述問題提出有事實根據的答案。這樣一來，我們就能提供更好的建議和資訊，甚至或許還可以預測病人最後能恢復的機會是不是純粹正向的（或可能不是），希望可以改善我們的決策過程。

我和彼得的相遇改變了我的一生。這件事不只幫助我在那之後更小心地進行專業決策，還改變了我的整個人生觀。

我終於領悟到，在工作上我早已經不知不覺變得僵化而難以碰觸：任何事都無法傷害我、沒有人能看透我，還把自己那令人厭惡的情緒都隱藏起來，讓其他人都無法干擾我。有很長的一段時間，我一直帶著這副鐵石心腸工作，多虧彼得，讓我現在變得更有同理心了。

11 地下室

任何處於這樣絕望困境裡的人，最基本也最重要的需要，就只是被了解而已。

——漢斯．范德姆，護士

某個星期一，在她丈夫固定會出門打橋牌的晚上，她吃了過量的藥。她能活下來其實是個意外：因爲流感盛行，好幾個打橋牌的人都臥病在家。她的丈夫提早回家發現了她，她才有機會被送到我擔任護理長的神經內科。

朵琳是個年約三十五歲的女性，育有兩個年幼的孩子。儘管那已經是三十年前的事了，我還是可以清楚看見她的臉在我面前，就像昨天才發生的事一樣。她的眼神非常具有穿透力，彷彿能把任何人看穿。我們試過好幾次想跟她接觸，但全都被拒絕了，她完全沒興趣跟我們談。會診的神經內科醫生說，她看不出任何心理疾病的跡象，只有嚴重的私人或生活障礙。

漸漸地，某種類似信任的東西開始在我們之間建立起來。有一天她要求單獨見我，於是我就帶她到其中一間比較小的辦公室來。她一直盯著地板，對我說她覺得多麼悲慘。接著是一段漫長的沉默。之後我突然開口：「妳知道嗎？朵琳，我來這裡並不是爲了阻止妳再度自殺。」

這句話就像一記重捶般突破了她的心防。她抬頭看著我，眼睛瞪得很大，脫口而出：「你剛剛說什麼？那不是你們這些人希望的嗎？」她是個聰明的女性，完全知道要是再次透露自己想結束生命的意圖會怎樣：她將會被監禁起來，接受強制照顧。所以她只好保持緘默。我感受到她的不安，並察覺到唯有壓力解除，她才會再度開口。

我對她的醫生說，她出院之後我會和她保持聯絡。隨著時間過去，她開始對我說起她的生活，那是個帶給她痛苦的人生。她對其他人毫無信任感，總是過於敏感，覺得自己不斷受到攻擊。兩年後，她送給我一本杜斯妥也夫斯基的《地下室手記》。那是一份反映她內心情況的禮物，我們之間的溝通就像是杜斯妥也夫斯基筆下描寫的情節——她正在對我揭露屬於她的地下室。

大約又過了四年後，我很清楚她的情況不是很好。我已經懷疑了一段時間，認爲她遲早會再自殺。我曾經問過她會不會這麼做，只得到「或許」這樣的回答。我只告訴了她的醫生，但他並沒有採取任何行動，覺得這只是徒勞。有一天早上，我接到她丈夫打來的電話：前一天晚上，朵琳用一種極爲可怕的方式結束了自己的生命，唯一發現的人是她十三歲的女兒。

我和朵琳相處的經驗是人生中很寶貴的一課。拋開我們一切的假設，這正是我們必須做到的。如果想把人們從死亡邊緣拉回來，醫療能做的其實很有限，說的全是大話，「我們都只是別人生命裡的過客」，這才是我們應該有的態度。任何處於這樣絕望困境裡的人，最基本也最重要的需要，就只是被了解而已。先了解他們，再謹慎且清楚地指出有哪些可以取得的幫助，就是我們的工作，光是能想到這點，就已經是很大的慰藉了。我已經學到要當個好的傾聽者，因爲沒有機會分享自己故事的人，最後將會變得孤單。

朵琳淒慘的死亡也影響了我對於協助自殺的意見。我認爲，如果有人眞的覺得自己撐不下去了，他們應該要有管道可以追求人道的結束。光是這個選項就能給人喘息的空間，要不堅持下去，要不開始朝較不孤獨的死亡邁進。如果結局是無可避免的，事情就不該像這位年輕母親一樣的結束。

她的書到現在都還放在我家的書櫃上。封面的題詞寫著：「朵琳敬上」。

12 女兒

——皮耶．萊洛伊，小兒科醫生

我所經歷過最好的對話，是那些不只告訴我正確的資訊，而且還願意跨入情緒的範圍、關心我的感受的醫生和護士。

那天是母親節，我最小的女兒生病了。一開始看起來像是很嚴重的感冒，但是一個星期過後，她的情況卻變得越來越糟：一個不到三歲的小女孩，不斷發高燒、咳嗽，甚至還會呼吸困難。到了星期五晚上，因爲她的情況還是很嚴重，我只好打給我在急診室的同事。結果發現我女兒得了嚴重的肺炎，肺裡長了膿，就連血壓都有異常，以上症狀統統集合在一起。我早就該注意到的，但卻忽略了自己孩子的狀況。我受過良好的醫療訓練，從來沒有誤診過，直到那一次。如果那是別人的孩子，我一定會去搜尋其他症狀來確認自己的懷疑。但做爲一個父親，我想要的就只是安慰。

女兒被安排住進我自己在小兒科的加護病房裡。突然之間，我不再是一個醫生，而是一個父親。我的立場幾乎是整個翻轉：平常我總是站在床腳，現在卻是坐在床邊。這個徹底的轉變教會了我許多事。醫生往往會把疾病本身當作自己想法與溝通的起點：我們會確定問題、構想預後並決定如何治療。我們的目標是要提供足夠的資訊，越多越好。但是病人父母的憂慮卻是完全不同的。他們很害怕，而且他們想的其實是：我的孩子會沒事嗎？會留下任何的後遺症嗎？我是不是錯過了任何跡象？做爲一個父親，我所經歷過最好的對話，是那些不只告訴我正確的資訊，而且還願意跨入情緒的範圍、關心我的感受的醫生和護士。

那次的經驗對我有很大的衝擊。現在當我在跟病人談話的時候，採取的是完全不同的方法。我知道我的醫療常規往往跟他們正在經歷的個人感受有很大的距離，這是一門任何教科書都無法事先教會我的課。我會花時間去了解病人，跟他們談工作、他們的嗜好還有家庭生活，我也會給他們機會表達自己的恐懼。這樣一來，我們就能建立信任關係，打開通往更有效溝通的大門。在那之後，我對病人說的每句話才會更加順利地傳達。

後來我女兒接受了好幾次的手術，這樣的情況我很熟悉，也知道最後總會沒事的，這樣的知識是我所能依靠的唯一希望。但是一週後，卻發生了嚴重的併發症：掃描檢查顯示在她的肺部和心臟中間出現了新的感染。那是我第一次看到同事的眼裡出現眞正的恐懼，雖然感染只維持了一天，卻是我們所有人都怕得要死的一天。

最後她還是康復了，但在那之後我又經歷了好幾次類似的恐懼。在我心裡，我女兒住過的病房早已跟那天的戲劇變化緊密連結：即使有許多其他孩子住進來又出院，我也已經回歸平常的小兒科醫生角色，但每次當我進到那間病房時，都還是會想起那種恐懼的感覺。

當某個孩子從嚴重的疾病康復後，我們的反應通常會很開心，往往會忘記父母痛苦的情緒。每個人都會覺得鬆了一大口氣，因爲危險解除了，我們也沒事了。但現在我才知道，那種絕望的感覺到底會持續多久，那種害怕會失去孩子的恐懼、好幾個睡不著的夜晚、在家裡的激烈爭吵，還有父母會用自己的方式去回應的壓力……這一切都會在父母身上留下持續很久的後遺症。現在當我跟病人父母談話的時候，都會提起這個話題，我會說：「情況將會讓有段期間很難過，所以你們慢慢來就好，好好處理這一切。」

我女兒的病啓發了我去了解父母所經歷的掙扎，也讓我成爲了一個更好的醫生。

13 母親

——寶拉．葛羅能迪克，護士

要結束某個人的生命，醫生也有不願意或甚至辦不到的權利。

她很喜歡夜生活、喜歡打扮、享受度假……是個充滿魅力又有活力的年輕女性，還不到三十歲，人生卻突然出現了劇烈的翻轉。她得了末期的子宮頸癌，我們能做的治療其實已經不多，最多只能想辦法減輕她的痛苦。當時她住在我負責的病房裡，有一天晚上她對我說：「寶拉，我不能再繼續這樣下去了。」她的胃部跟腿都已經腫大，她受盡折磨而且精力耗盡。她對我說：「我在這裡是在浪費時間，這原本應該是我人生的巔峰時期才對。」

通常我都會值晚班，這樣的好處是，病人通常會透露更多。來探病的人都已經回家了，醫生也離開了，寧靜與黑暗會降臨，病人也會開始思考更多。她跟我說：「我想要安樂死。」隔天早上她又跟我提了一次，於是我通知了她的主治醫生。他和她談起這件事，但是他說自己還沒準備好採取這一步。他說還有好幾種方式可以減輕疼痛，而且她還有好幾個月可以活。

病人很生氣。曾經有一段時間，我完全可以了解她的處境：長久以來我都一直深信，即使病人還很年輕，我們永遠都應該認可安樂死的功效。那時候我才二十出頭，剛開始當護士，我的工作是協助醫生幫一位年輕的末期女病患執行自殺，其他的同事沒有人願意幫忙，但我很堅信安樂死是每個病人的權利，而且每當有醫生拒絕爲病人施行安樂死的時候，我都會覺得有點生氣。但是現在，經過這麼多年以後，我卻突然陷入了極大的困惑。

兩個月前，我的兒子得了心臟病，住進了我任職的醫院接受治療。當時我坐在他床邊，很擔心他會有生命危險。現在，在這個年輕女性的床邊，我看見了另一位母親，正在遭遇跟我兩個月前所經歷那幾乎一樣的狀況。我兒子和她女兒的年紀相仿，但我兒子活了下來，這位母親卻得被迫跟她的女兒告別。我可以理解她女兒想結束一切的渴望，畢竟這是她的生命，也是她的決定。我也是這樣對她母親說的，但基於某些理由，卻讓我覺得很不自在。她很生氣地說：「現在安樂死還太早了。」還問我說：「如果那是妳自己的孩子，妳會怎麼做？」這個問題讓我大爲震驚，突然之間我完全可以感受到她正在經歷的一切。

最後他們最後還是決定把女兒帶回家，幾個月後她就在家裡過世了。在那之後，我對待年輕病人的方式就改變了。過去當家屬告訴病人他們得繼續奮鬥的時候，我總會覺得很生氣，但現在已經不同了。自從經歷過我兒子的緊急狀況之後，我才明白病人的父母內心的恐懼，還有他們對安樂死的抗拒。一旦施行了安樂死，就再也沒有機會跟病人做最後的告別。所以現在我會盡我所能的一切，讓年輕的末期病人感到舒適，越久越好。我會鼓勵他們下床走走、讓他們吃好吃的食物、盡我所能地減輕他們的疼痛，這一切都是爲了避免他們想要過早結束自己的生命。

除了覺得自己是個還不能終止年輕病患生命的醫生，我也逐漸明白父母還沒準備好面對自己孩子死亡的心情。醫生接受訓練的目的就是要成為治病的人，這樣普遍的價值觀，卻會和要對一個比他們自己的小孩還年輕的病患施行安樂死的想法有極大的衝擊。現在我會想，要結束某個人的生命，醫生也有不願意或甚至辦不到的權利。

14 理解憤怒

直到那時候我才徹底醒悟，關於生死之間的決定有多麼複雜。

——巴克．弗瑟，婦科醫生

他們是在得知診斷結果之後不久來找我們的，那是一對年輕的夫妻，未來就在他們眼前開始粉碎。那位先生剛被診斷出得了癌症，即將接受可能會導致他不孕的化療。他希望可以把一些精子低溫冷凍起來，好讓他跟他太太未來還有機會能有孩子。

過沒多久他們又來找我，這次他們很明確地希望能進行不孕治療。但他們卻面臨了殘酷的兩難：坐在我對面的這個男人臉上已經出現了死亡的徵兆。化療其實沒什麼幫助，他的病已經是末期了。尊重他們的意願會是正確的決定嗎？那位太太能夠面對自己所做的決定的後果嗎？刻意要讓一個永遠不會有機會見到自己父親的孩子誕生在這世界上，這樣的行為是正當的嗎？

這些都是我一個人無法回答的問題，所以我在每個月會參與的跨學科會診小組裡提出這些問題，我們通常會在會議上討論這種複雜的議題。

我們很快就做出結論：伸出援手很可能是極不明智的行為，至少就當時的情況來說。我還記得那對夫妻的反應：他們的態度變得冷漠且疏離。我試圖向他們解釋，身為醫生，我們都覺得對自己提供的治療有連帶責任，因此在決定我們的行為界線要畫在哪裡的這點上，我們也應該擁有發言權。我還補充說，當然，他們可以儘管去其他地方尋求他們想要的治療。

三年後，那位太太回到我的診療室裡，這次是她父親和她一起來。她告訴我，他們確實有找到另一個診所準備要幫助他們，但她丈夫卻在第一輪不孕治療期間就過世了，當時她就決定要中止治療。她對我說，一開始她其實對我感到很生氣，但現在她回來，就是準備好要完成她的心願。她並沒有找到新的伴侶，更別說穩定的生活了，也只帶了她父親一起來做見證。

這次我們一起決定要開始治療。畢竟，單身女性完全有資格可以進行人工受孕，而且她丈夫也已經同意使用他的精子，即使他已經過世了。她的堅強讓我很感動，還這麼年輕就可以克服這麼多悲劇的折磨。

不久之後，已經排定要做試管嬰兒的診所跟我聯絡。我的病人沒有出現，所以我打電話給她。她說：「我一直反覆思考，最後決定不要再繼續進行手術了。」她繼續說下去，「三年前，那似乎是你的決定，但現在卻是我的決定。」

直到那時候我才徹底醒悟，關於生死之間的決定有多麼複雜。一開始，她覺得我們的拒絕是一種懲罰。但之後她問自己，她的決定眞的是她想要的嗎？雖然繞了一大圈，這一切卻沒有白費，她終於能夠確定自己的想法。

我這一代的醫生都很習慣得自己想出跟病人溝通最好的方式，但在這對夫妻身上，我才發現我一開始畫下的界線太過明確了。我一直想讓他們了解我們的想法，但顯然一切都是徒勞無功。

透過理解憤怒、並用她自己的方式回來找我，這位女士迫使我得眞正面對自己。

我還是支持自己一開始做的決定，但她卻讓我發現，一開始先和病人建立信任關係有多重要。在那之後，我開始更努力讓病人參與決策過程，好讓最後的決定是雙方都能接受的。

15 逃跑

——珊卓拉·畢吉，家醫科醫生

她的故事教會了我，我不應該覺得自己永遠都能解決別人的問題。

她是和丈夫還有剛出生的兒子一起從伊拉克逃出來的，當時她背上背著還在襁褓中的兒子、跨越好幾座山。

等到在荷蘭尋求政治庇護之後，她就搬到我在鹿特丹的住處附近，在那裡又生下兩個兒子，但她苦苦爭取來的安全，卻被家裡上演的鬧劇給逐漸破壞。她跑來我的辦公室抱怨不明確的症狀，一直到看診好幾次之後，我才終於揭開真正的原因——她在家遭到自己的丈夫虐待和強暴，而且覺得非常丟臉。

她告訴我，每當他強迫她做愛時，她都怎麼做：她會讓他得償所願，用自己的頭巾蓋住眼睛，這樣就不用目睹他的獸行。她已經因此懷孕好幾次，總是偷偷瞞著她丈夫，跑來找我墮胎。因此他變得多疑，深信她在外面一定有男人，並要求兒子們整天嚴格監視她。所有明白她情況的看護全都意見一致。她們說：「妳不能再這樣下去了，一定要離開他。」但她總會不自覺想起嚇人的回憶，她在伊拉克的姐夫用名譽殺人的方式殺害了自己的妻子，她害怕自己也會遭到同樣的下場。

她也曾打給自己的三個兄弟跟他們討論離婚的事，其中有兩個住在德國，另一個則住在伊拉克。他們說當然不行，除非她準備好要搬回伊拉克、把孩子丟在這裡。所以她就這樣被困住了。

於此同時，家裡的壓力也不斷升高。

她丈夫會有意無意地跟自己的朋友說，她是個沒用的妻子，因為她不肯張開自己的腿，而且竟然還是當著小孩的面，這讓她更是覺得丟臉。同時她也承受了來自其他看護的壓力，她們會威脅要帶走她的孩子，因為他們家裡的情況。各種外來資源不斷干涉她的家務事，而且每個人都覺得自己最懂怎樣才是對她最好的方式，就連我也忍不住貢獻自己的一點淺見。

她每週來我的門診時，我總會督促她趕快行動，跟她說這裡是荷蘭，沒有什麼好怕的。但她的反應永遠一樣：做不到。我甚至還親自打給阿包達勒市長，想問他能不能勸勸她的丈夫，但我只能聯絡上他的祕書，之後就再也沒有任何回音。我們都很急切地想幫她想辦法，但全都是從自己熟悉的荷蘭式幻想出發。我完全忘記要去考慮，也許她自己最知道離婚的後果會是什麼。

最後她還是找到了自己的解決之道。她要求她的兄弟從德國過來，並安排了一場家庭會議跟她丈夫談判。一開始她的兄弟們以為她會堅持要維持婚姻關係，但最後她卻說服了他們採取相反的作法，他們也轉為站在她這邊。代表整個家族，他們允許她可以離婚，這讓她的名譽得以保全。現在她一個人和兒子們一起在荷蘭生活，她丈夫則偶爾會過來探視。

他沒有任何選擇，只能接受這樣的情況。

她的故事教會了我，我不應該覺得自己永遠都能解決別人的問題。我到底算哪根蒽，竟然想幫別人決定對錯？我工作的地點是個貧困的移民地區，我對他們的文化和背景又了解多少？這個女人的堅強實在讓我很震驚：儘管在她自己的處境中遭受極大的壓力、痛苦和全然的疲憊，她卻還是能用某種方式找到力量和勇氣，讓自己脫離悲慘的處境。在那之後，我就再也沒見過她出現在我的診間了。

16 人太好

米克．科霍夫，婦科醫生

可以用盡一切方法、全心為你的病人付出，但同時也要為自己設好界線。

她的孩子出生不久後，我到她家裡去看她、向她道賀。我對每一個新生兒的母親都會這樣做，但她並不知道，因此覺得這個舉動非常特別，我也完全沒有起疑。有一天，她交給我她孩子的相簿，對我說：「這暫時寄放在妳那裡，仔細看看，並幫我在裡面留一些祝福的話吧！」我那時就應該意識到這是多麼私人的舉動，但我其實不知道該怎麼拒絕。她的精神狀況有一些問題，也是在我們醫院的特別門診接受治療的女性之一。

她身邊沒有伴侶，上班的時間很早，所以當她回去工作的時候，我建議她可以親自來我的門診回診，這個建議卻被她解讀為一種貴賓式的禮遇。之後我們才發現，還有很多事情她也誤會了，但是我卻忽略了種種跡象，因為這一切都是逐步發生的。

她開始寫信給我，並將信留在醫院的服務檯給我。她告訴我，我就像是她的第二個母親，還希望我可以跟她見面、喝茶聊聊，討論我是否能在她生命中扮演更重大的角色。我就是在這裡畫清界線的：我諮詢了醫院裡的法律顧問，透過正式的信件終止了我們之間醫生和病人的關係。我希望把她轉介給我的男同事，但是她拒絕了。

就在這個時候，我開始收到大量匿名的電子郵件，寫的全是帶點輕挑語氣的內容，全都來自同一個信箱：shakespeare-in-love-to-be。寄件人似乎知道關於我的一切，這讓我很不安，甚至有點害怕。電子郵件就這樣持續了一年，只有一次因為我揚言要報警才暫時中斷。

我從來沒有懷疑過可能是我之前的病人做的，直到她的心理醫生問我說，願不願意跟她見最後一次面，那次她才坦承她一直都在跟蹤我。

她被轉到了另一間醫院，那時我又犯了一個致命的錯誤，這爲我上了寶貴的一課。爲了不讓後來接手治療她的女醫生遭到同樣的命運，我決定要想辦法警告她。雖然這麼做得違反病人與醫生之間的保密規定，但是我很深信這是有必要的，我實在沒辦法知情不報。

我打到那位醫生的辦公室，但是沒人接電話，接下來我被轉給她的祕書，在電話裡我提醒祕書一定要把病人轉給男性的婦科醫生治療。但是我得承認，相當不幸的是，祕書直接打電話給病人跟她討論這件事。我的前病人勃然大怒，還向醫院提出好幾次針對我的投訴，雖然後來幾乎都被駁回了，但獨獨只有違反保密原則這一點，他們判決投訴是有效的。

現在我才明白，我們身爲醫生有多脆弱。這是個會和病人密切接觸的職業，特別是婦科醫生。這位女性讓我感覺，我好像濫用了這樣的密切關係。當然，她的行爲多半來自於她的精神狀況，她有強迫性人格的問題，但是在這場鬧劇中我也難辭其咎。我人太好了，太過急切地想付出我能爲病人做的一切。

我的同事常說我跟病人的距離太靠近了、保持的距離不夠。我總是覺得很難，因爲我的個性不是這樣。但經過跟那位病人相處的經驗之後，我對自己的標準也變得更嚴格了。

因爲有了這次寶貴的教訓，後來在訓練新進醫生時，我總會對他們說起這個故事。當然可以用盡一切方法、全心爲你的病人付出，但同時也要爲自己設好界線。

17 醫療常規

——海斯特．奧登堡，乳癌外科醫生

那是我第一次意識到，不能把自己的健康視為理所當然。

我犯了早已看許多病人犯過的錯，徹底忽視了它的存在。但是當我在自己的右胸摸到那個逐漸變大的硬塊時，立刻就知道這是個壞消息。又過了好幾個月，我才跑去找我的同事諮詢。他在我長硬塊的部位觸診，又安排我做超音波和切片檢查。我記得很清楚，接到病理科醫生打來的電話時，感覺就像是晴天霹靂。我們這個醫療團隊彼此的關係很緊密，因此得知我們自己就跟病人一樣，也會得乳癌的時候，實在是很洩氣的一件事。

我希望能在自己工作的醫院動手術，這點我很確定。和我一起共事的外科醫生和我的關係很密切，我還能去哪裡接受更好的治療呢？這當中最困難的部分，其實是我自己再清楚不過的整套流程。那天早上眞是荒謬，我第一次以病人而非醫生的身分去上班。被推進手術室時，我看到的都是平常熟悉的臉。

手術之後緊接著的是五週的放射治療，就連這種治療的效果我也大大誤判了。乳癌是中年婦女身上很常見的疾病，這個族群往往得身兼多職，在生活的各個方面疲於奔命：工作、家庭、逐漸年邁的父母。她們總以爲放射治療可以完全融入她們原本的生活，我也是這樣覺得的，但現實狀況卻讓我感到大爲震驚。發現傷口變得緊繃的時候，我一心想的就只是：「眞的很痛，拜託讓它停下來。」身爲一個醫生，我已經很習慣不斷做出判斷，評估結果、查看數據，但突然間我受過完善訓練的醫療常規全都不管用了。外科醫生和放射治療師邀我一起坐下來好好談談，讓我能重新振作。最後我選擇結束放射治療，兩週後我就回去工作了。但之後看到每個坐在我對面的病人，都像是在照鏡子。這些人就像是我，她們的故事跟我的實在太相近了。後來我還去柏林參加一場研討會，有數以百計來自全世界各地的醫生聚集在一起討論乳癌議題。但我忍不住心想：「你們這些人根本什麼都不懂。」那之後我就休了三個月的假。如果我想再重新當醫生，就得先停止當病人。

六年後，在回診接受追蹤檢查的時候，我又被診斷出得了乳癌，還是在同一邊的乳房。硬塊長得很深，連我自己都沒感覺。做完放射治療後，第二次手術已經不太可能再保全我的乳房，我需要接受全乳切除和重建手術，意味著又得住院五天、不斷排水、接上導管……手術結束後的第一天，我甚至連扶著床邊坐起來的力氣都沒有。

我經常跟病人說起，等治療結束後等在他們面前的生活。每個人都覺得一切會就此回到平常的樣子，但是一直到那時候，你才終於能知道發生了什麼事。這兩次我都完全低估了那種詭異又壓迫的感覺，甚至我也明白了，醫生們在跟病人相處的時候，也經常徹底忽略了這種感覺。

我從來沒告訴過病人我也得過乳癌。畢竟看診的重點是她們，不是我。但是那次的經驗徹底改變了我做為一個醫生的想法。我現在已經知道女性所面對的第一手感受，因為我自己也曾經經歷過：那種脆弱、恐懼和焦慮的感覺。

但最重要的是，我現在已經明白，癌症有多普遍、持續的威力又有多頑強。就我自己的情況來說，我知道癌症不會讓我喪命，但卻是個當頭棒喝。那是我第一次意識到，不能把自己的健康視爲理所當然，我也是會得癌症的，身爲一個人，我也難逃一死。現在的我早已不是當初的我了。

18 照鏡子

——艾琳．瑪提森，整形外科醫生

告訴孩子手術會讓他們變得更漂亮或正常，實在是很大的誘惑，但這些其實都是價值判斷。

我第一次看到她的時候，她才七歲。凱蒂一出生就有嚴重的頭骨和顏面畸形，她頭骨的顱縫在出生前過早癒合，因此影響了她的腦部發育。她的眼窩過淺、兩眼之間的距離也太寬，上顎也被往後推，因此阻礙了她的呼吸。她已經動過好幾次手術，想來找我們做全臉的重建手術。我們打算要把她的臉部中心整個往前移，這是個大工程：得把前額、眼窩還有下巴的骨頭分開，把左右兩半的臉推向彼此，接著再利用特殊的儀器，將臉部往前慢慢地拖出來。

手術很成功。所有的人都說：「妳看妳現在多漂亮！」她父母也告訴她，她現在看起來更像她的姐妹們了。這些話都是出於好意，大家都很高興——除了凱蒂以外。她在鏡子裡看到的是完全不同的一張臉，她再也認不出自己了。每個人對她的態度都開始變得不太一樣，凱蒂當然不是笨蛋，她完全知道這是怎麼一回事。儘管確切來說她還是同一個女孩，她周圍的人卻在一瞬間變得更加友善，也對她更熱情，一切都只是因爲她現在看起來像其他孩子？像她「本來應該」有的樣子？而且這看起來超奇怪的，如果認眞一想，突然之間，全世界的人現在都相信她變得更聰明了。凱蒂完全明白這點，卻也覺得非常的痛苦。

她試圖把自己的挫折隱藏起來，但最後她母親還是注意到了，她其實很難面對其他人的意見，只好跑來找我們幫忙。我們團隊裡的社工和諮商心理師跟凱蒂展開長談，想要處理她的感受。最後他們終於解決了，但對我們來說，她的故事眞是讓人大開眼界、長知識了！

我們至今已經和接受過整形手術的孩子們談過各式各樣不同的話題，發現即使是在很小的年紀，他們還是會意識到自己的外貌，也很清楚它對外在世界可以產生的效果。現在我們會告訴孩子說，我們要幫他們動手術，好讓他們可以更健康，或是讓他們的呼吸或是咀嚼更順暢。我們再也不會提起，手術後他們的外表可能會變得更好看的話題。

我們會事先詢問他們，覺得手術之後會有什麼改變，諮商心理師也會在場，我們還會說凱蒂的故事。我們會對他們解釋，手術後他們看起來會非常不一樣，並問他們：「你覺得怎麼樣？」

我到現在都還跟凱蒂保持聯絡。她曾經傳給我一則她對全班同學演講的副本，在演講中，她訴說自己的情況、非常感人，她說自己得經常進出醫院，也提起一長串她沒辦法做的事情的清單，比如說，前滾翻。她今年已經十三歲了，最近我收到她寄來的電子郵件，跟我說不論她去到哪裡，人們都還是會盯著她看，有很多人覺得她很不一樣，或是看起來很奇怪。

她跟自己的一位朋友說起這件事，對方建議她或許可以做些微調，只是個小手術，好讓她的外貌不會有太劇烈的改變，以免重蹈過去的覆轍。很快我就會再幫她動手術了。

告訴孩子手術會讓他們變得更漂亮或正常，實在是很大的誘惑，但這些其實都是價值判斷。是一個七歲的小女孩教會了我這件事，也是我從每一位病人身上學到最寶貴的一課。

19 戰爭

——莎瑪．摩根道夫，家醫科醫生

病人並不總是會顯露出自己真實的樣子，
他們的行為有時候往往是為了掩蓋強烈的情緒。

我從來沒看過像他這樣的病人。他是個身材高大又強壯的建築工人，從來沒生過什麼大病，只有偶爾扭傷膝蓋或是弄傷手的時候才會來看診。他總是感覺很樂觀，甚至有點厚臉皮，是個不容忽視的存在。他總是說：「船到橋頭自然直，如果最後沒有好轉，那就是你的時候到了。」他一直經營自己的事業到將近七十歲的時候。我曾經問過他：「這樣的工作不會太辛苦嗎？」「在鷹架上的時候會不會害怕？」之類的問題。「當然不會啊，甜心。」他總會這樣回答我。偶爾他來看診的時候總會送花給我，因爲他覺得自己從來沒爲我帶來太多生意。

他曾經用一種相當輕鬆的態度告訴過我，在第二次世界大戰期間，那時他還年輕，曾經駐紮在德國過。我從來不覺得他跟我說這些的態度是充滿自豪的，所以我也就沒有多問。就這樣，一直到他得了嚴重的失智症，我才開始定期打電話做家訪。在他的腦海裡，他回到了自己年輕的時候，當時儲存下來的回憶再也壓抑不住。他總會坐在靠窗的椅子上，一個虛弱的八十歲老人，基於某種最原始的恐懼，就只能嚎啕大哭、不斷尖叫。「天啊，哦天啊，不能這樣！」他總會不斷大叫：「這些已經不是人了，他們根本只是行屍走肉……人性……我的天啊，我們該怎麼辦？該怎麼辦？」

天曉得他目擊的是怎樣可怕的情況。或許他曾在工廠裡工作，有其他工人來自集中營？雖然那已經是十五年前的事了，我還是清楚記得，我一走過前門，有時候都還是可以聽到他的啜泣聲。那實在很令人揪心，透露出許多痛苦與悲傷，或許還有內疚。顯然他希望能做些什麼，但到底是什麼呢？當年他不過是個才十八歲的年輕小伙子，又能做些什麼呢？

但我已經錯過了能在他頭腦清楚的狀態下跟他對話的時機。我問的問題再也得不到前後一致的答案，他就只是一直重複同樣的回答，關於當時的情況有多可怕，以及他受了多少苦。要是我之前能有機會去推敲他的過去，幫他一起面對過去的經驗，也許我就能帶給他一些平靜。但現在已經碰觸不到他的內心世界了。感覺就好像他每天都在上戰場打仗，我就這樣看著這一切發生，卻什麼都不能做，這讓我感到很無力。

他太太告訴我，他從來沒跟她透露過任何跟戰爭有關的事，就連他們到德國度假的時候也沒有。這麼多年來，他對自己的過去始終守口如瓶，將它深埋在開朗的外表底下。這是他的生存之道，但現在因爲生病的關係，他卻變得軟弱，再也沒辦法壓抑那些回憶，它們也就這樣不斷湧現。

如果我能看出一絲絲他痛苦回憶的跡象，就能做些調查。有好長的一段時間我一直很懷疑，他並沒有準備好要傾吐自己戰爭時的經驗。現在我明白了，病人並不總是會顯露出自己眞實的樣子，他們的行爲有時往往是爲了掩蓋強烈的情緒。而我也才發現，令人不快或惱怒的行爲很可能是焦慮或悲傷的跡象。自從經歷過陪伴他的經驗後，我變得更注意人們表現出來的行爲，並花時間問自己：「他們爲什麼會這樣？」幾個月後他就過世了，老實說，我替他感到很開心。他過世前最後的這段日子一定覺得很害怕。那些這麼久以前形成的記憶，卻突然之間變得如此眞實……當我試著想像他的感受，感覺心都碎了。

20 陰影

現在我知道了，所有的醫生都會犯錯。

——彼得．迪萊沃，內科醫生

那是一九七七年的聖誕節晚上，我負責值週末班。當時我是第三年的基礎醫生，負責照顧許多病人，除了我自己病房裡的，還有其他病房的病人。那時候實習醫生連續工作三天三夜還是很平常的事，而我已經連續值班至少二十四小時了。當天發生的狀況，肯定是因爲我的缺乏經驗、再加上過度疲勞。

她的年紀大約六十歲，已經在醫院住了一陣子，但是症狀不太明顯，一直未能確診。她的血液酸度提高了，但是我找不出原因。我安排她做了腹部X光檢查，到現在都還清楚記得，護士拿X光片過來給我看時的情景。那時候已經很晚了，我在一間燈光昏暗的房間裡，覺得很累，而且剛結束一通令人不快的私人電話，所以我的腦袋有點不靈光。我看著X光片，卻沒看出有什麼不對勁，當天晚上她就去世了。我被叫了過去，一開始我其實覺得很困惑，畢竟X光片看起來很正常。後來我們對她的遺體進行解剖，死因顯示是胃穿孔。我應該要提醒手術室的，這樣她就可以立刻接受手術。我們取回X光片再次檢查。胃部的洞通常都會在腹部形成氣囊，這在X光片上應該是看得出來的。再仔細看第二次之後，我們就看到它了，雖然是極為微弱的陰影，但它確實就在那裡。我犯了一個無法挽回的錯誤。一直到今天，我已經有了足夠的知識和經驗，知道酸中毒代表的通常是腸胃方面的問題。當然，我當時應該要打給待命的內科醫生。但是在當年，身為一個助理，要打給一個在家待命的人、把他從床上拖下來之前，你總會考慮再三。做為年輕醫生，或多或少都得靠自己解決問題。

這件事就這樣落幕了。當時有個不成文的規定，醫生是不會犯錯的，那天晚上的事再也沒被提起過，我只能自己面對，我也不敢對任何同事提起這件事，因為那天發生的情況實在太讓人羞愧了。有很長一段時間，我很怕會再次出錯。那件事發生過後沒多久，我完全不敢再治療任何人，而且當我開始門診時，總會確保每張X光片都至少看過兩次。我花了好一段時間才重新找回自信。現在我在工作上變得謹慎多了，而且已經有好幾年，始終把自己的個人生活放到次要的位置。等我夠格擔任內科醫生，也開始會在家待命之後，每當有人打給我，我總會立刻趕去醫院，只是爲了以防萬一。相較之下，當下在家裡正在處理的事情就不那麼重要了。我總會下意識回想起那天晚上，自己接到的那通不愉快的電話，它讓我的判斷失準，也讓我狠狠地摔了一跤。現在我知道了，所有的醫生都會犯錯，我自己的經驗也讓我在訓練新進醫生的時候變得更寬容。我不會太快下判斷。犯錯很容易，如果你太過嚴厲地斥責他們的話，年輕醫生的信心很容易被摧毀。

那已經是四十年前的事了。時間確實有治療的效果，但我還是會定期回想起那個病人。那天晚上的事件就像是鬼魅一般、從此不斷地糾纏我。我遇過許多永遠忘不掉的病人，但這位女士是其中最讓我印象深刻的。事情最後的結果這麼糟，都是我的錯，那樣的感覺就此讓我的人生蒙上了陰影。

21 一個男人的聲音

我保持開放的態度、接受事情可能會跟你想的不一樣。

——艾迪·比能堡，護士

他是個六十歲左右、非常孤僻的先生，已經在我服務的病房裡住了好幾年，無法應付壓力，也沒辦法表達自己。他那被壓抑住的挫敗感往往會以兇悍的言語爆發出來，偶爾還會演變成精神病發作。他的妻子變得很怕他，希望他能離開家，但我們都和他相處得還不錯。他有自己的房間，喜歡在花園裡工作。他太太經常會在週末來探視，有時候他也會回家去看她。他完全明白自己最大的問題，也會用他自己特殊的方式陳述這個狀況：「我不能說話」，他會結結巴巴、一臉不高興地搖著頭。

有一天他覺得喉嚨很痛，結果發現是他的聲帶長了腫瘤。這個自己說過他不能說話的人竟然會在喉部長腫瘤，實在具有某種驚人的象徵性意味。他需要接受手術，但卻會讓他永遠失去聲音。他的聲帶需要和腫瘤一起切除，唯一的替代方法只有慢慢窒息而死。我們試過和他好好談談，但他變得很驚慌失措，還因爲壓力的關係，精神病發好幾次。他的太太患有輕度的智能障礙，很無助，也不知道該怎麼辦。她要求我們爲他做決定。所以我們的團隊諮詢了醫生，一起考慮最佳的治療方案。

手術在很遠的醫院裡進行，在那裡他誰也不認識，家人也不能太常去探視，他一定覺得很孤立又孤單。但手術很成功，他就這樣沒有聲音地回到我們身邊。我們都準備好要接受創傷帶來的衝擊，而且在心理上他將永遠無法從這個創傷中復原。但令我們驚訝的是，結果正好相反：他慢慢地回歸世界。他會用手勢，甚至開始把要說的話寫下來，好讓別人明白他在想什麼，我之前從來沒看過他這樣做。透過在他的喉頭上按壓一個小裝置，他重新學習怎麼說話。教他使用那個裝置並不容易，但他的態度很堅決，有時候甚至會爲了表達清楚自己的想法、不斷推翻自己的話。在第一年的過程中，他完全變了一個人：興高采烈、非常投入，而且還很樂觀。

他以前的許多緊張情緒都消失了，同時我們也推斷出爲什麼會這樣的原因。一旦所有要說話的壓力和期望都被消除了，他就不再感到不足了。這是他這輩子第一次，在談話中可以放鬆。如果他說了什麼，全都像是獎勵，他甚至會因爲自己說的話被稱讚。那場挽救他生命的手術也爲他帶來了精神上的自由感，這是我們從來無法預料的結果。他的意外康復教會了我寶貴的一課，在過去的三十五年當中，我一直牢記在心，而且不論是在職場和私人生活的領域都能應用：保持開放的態度、接受事情可能會跟你想的不一樣。我們往往會非常確定自己的信念，但不管我們怎麼想，都可能會誤解。當時，身爲一個在精神科病房工作的護士，我以爲我已經很了解病人，對他們的狀況知道得已經夠多。出於最好的意圖，我往往會聲稱自己知道什麼是對他們最好的。但是自從遇到那一位病人之後，我再也不敢說我對任何結論有百分之百的把握。

我離開那家機構後還一直跟他保持聯繫，偶爾還會去看他，他過世的時候，我還參加了他的葬禮。在他生前最後的那幾年，看起來遠比失去聲音之前快樂多了。而且他的精神病再也沒有發作過。

22 外孫

——艾力克斯．高塞特，加護病房見習醫生

在生命最後的日子裡，一個小小的動作往往會有極大的價值。

在加護病房住了六週後，他整個人痛苦不堪。他身上裝的心室輔助器受到感染，已經動過好幾次手術，也吃了劑量很重的抗生素，但儘管我們盡了一切努力，他的情況還是每況愈下。他的腎臟日漸衰竭、呼吸肌肉已經因爲長期插管而萎縮，而且最近一次的X光檢查顯示，他胸部的膿瘡也在日漸變大。我開始輪夜班時，醫療團隊聚集起來討論我們還能爲他做些什麼。他沒辦法再活過下一次手術了，這是目前爲止我們達成的共識。我們被迫得做出結論，就他的情況來說，我們已經束手無策了。

我們把這個消息告訴他和他的家人。他還有意識，但有點迷茫，所以我們不太確定他有沒有正確理解我們的意思。他說想要回家，我們也樂於幫他實現這個心願。那天晚上，我走過他的病房時，其中一位護士叫住我，問我能不能用加護病房的超音波機器做懷孕的掃描檢查。我有點遲疑，晚班通常都很忙，也常有許多無法預料的狀況，我可能沒有時間，而且加護病房的機器也不太適合。我問她：「是哪個護士懷孕了？」她的回答讓我很震驚：「不是護士，是那位病得很嚴重的男人的女兒。她已經懷孕十七週了，很希望能讓她的父親在死前看看外孫。」我的疑惑消失了，而且馬上決定要想想能做些什麼。

我想起內科病房裡有一組還能使用的超音波工具。我打電話給他們，他們說我可以借走它。但還有一個小問題：之前我從來沒替懷孕婦女做過超音波檢查。我告訴護士說，她可以去請那家人先做準備，順便想辦法讓他們不要有太高的期待，然後就開始在YouTube上搜尋教學影片。

有點膽怯地，我走進略為擁擠的病房。當時的氣氛有點低迷，我跟他們說我會盡力，但那是我第一次操作，我實在不確定會不會成功讓螢幕上出現清楚的影像。我們讓那位男士轉向面對牆壁，再推進第二張床讓他的女兒躺下，我就坐在他們兩個中間，我們稍微傾斜了監視器的角度，好讓那位父親可以看得更清楚。我的手在顫抖，但是驚訝的是，當我把探測器放在他女兒的腹部時，胎兒就出現了：先是一隻揮舞的手臂，接著是寶寶正在跳動的心臟。

房裡的氣氛立刻轉變了，大家都變得有點興奮，那家人的熱切反應更是顯而易見。我試著要保持冷靜，但當然我也跟他們一樣覺得很開心。那個男人一開始還很安靜，但等他終於有反應，卻非常驚人——他說：「舊有的生命離開後，新生命就會到來。」顯然他知道自己正面臨的情況，也明白自己已經沒多久可以活了。幾天後他出院，就在家裡過世了。

這眞是極大的榮幸，聽到這麼悲傷的消息之後，還能有機會讓這個男人和他的家人這麼開心，而且不太需要花費太多的氣力。在生命最後的日子裡，一個小小的動作往往會有極大的價值。在這一行，我們會一直遊走在生死之間的界線，我現在才更加清楚地明白，那次很可能是最美好的一次經驗。

23 清晰的畫面

——休伯．布吉森，諮商心理師

創傷發生後，讓人們明白他們復原需要經歷的過程是很必要的程序。

他目睹的場面深深烙印在他的眼裡：人們被困在燃燒的汽車中、數十名傷者驚慌失措地哭喊。他和他的機車巡邏搭檔加速趕到事故現場，就在離布雷達不遠處的高速公路受到濃霧影響，發生了大規模的連環車禍。

事故發生後兩天，我接到了一通關於那位警官情況的電話：他過得不太好，他們認爲，身爲一名在軍中服務的諮商心理師，我或許能夠幫他。當我看到他的時候，他仍然處於震驚的狀態。雖然他的心理狀況一直很穩定，現在他卻擔心自己可能永遠都不會恢復正常，可能再也沒辦法穿上制服了。他覺得很疑惑，爲什麼他和他的搭檔會這麼難過，但其實幾乎整個警隊都目睹了同一場事故。他們都看到了同樣的景象，不是嗎？

我請他說明讓他覺得困擾的點。這是我有史以來第一次的「緊急」諮商，而在趕過去的路上，我就已經想好最適合解釋創傷處理機制的方法。最後我決定畫一張圖給他看，是由五條平行線組成。我開始說明，最上面那條線代表欣喜若狂的快樂，最下面那條線是可以想像得到最深刻的心理困擾，中間那條線則是正常的心理狀態。接著我加上了波浪狀的時間軸，形狀有點像蛇腹型的手風琴。我解釋說，創傷經驗發生之後，我們通常會直接跳到最底部。我們的世界會呈現一片混亂，一切看起來都是黑的。不久之後，我們會經歷分心的時刻，讓我們可以往上爬、稍微伸展一下，直到我們又回想起創傷，再次崩潰而往下掉。但是永遠不會掉得比之前遠。那之後，我們會重新往上爬，比上次再高一點。我告訴他說，心理處理的過程是一種波形，會緩慢但確定地被吸引，最後回到平衡的心理狀態。

那次諮商結束後一個月，我問他過得怎麼樣。他告訴我感覺好多了，已經回去上班三星期了。我很好奇，是什麼給了他最大的支持。我一直以爲，分享某個人的故事、說話安慰哭泣的人，是諮商當中最有效的部分。但其實不然，出乎我意料的是，他說是我畫的圖幫助他能重新回歸原本的狀態。那張圖幫助他了解到自己腦袋裡發生的情況，也提供了安心的感覺。是我讓他的異常狀態變得正常，把他從病人變回一個正常人，一個對於某個痛苦的經驗，反應再正常不過的人。

雖然那場事故已經是距今二十七年前的事情，那位警官卻教會了我很重要的一課：創傷發生後，讓人們明白他們復原需要經歷的過程是很必要的程序。之後，當我開始訓練醫生和護士如何爲他們的同事提供支持的時候，我一遍又一遍地聽到，清楚的說明多麼有價值。

那位警官告訴我，一領悟到他的反應其實並不極端，他也鬆了一口氣。在事故發生的那天，他和搭檔原本以爲只是要騎車趕去發生輕微擦撞的現場，對於他們將會遭遇的恐怖場面完全沒有心理準備。我的說明讓他留下了深刻的印象，透過他的行動，他成功地讓自己的同事免於遭受同樣的情緒震撼：他向廣播室報告的詳細資訊，讓其他所有後來趕到的人員有機會讓自己在精神上堅強起來，好去應付等在他們面前的狀況。這個事實讓他覺得有些安慰，也讓他知道他受的苦並不是毫無意義。從那時候開始，我總會試著用正向的方式呈現受害者在創傷期間的行爲。是這個警官讓我明白，這樣的做法有多麼重要——看似一文不值的舉動，也可能在突然之間顯示出它的價值。

24 無憂無慮的孩子

——南斯·柯貝治，機密報告醫生

要是我們的程序變得更加先進，就能避免當時的悲劇嗎？我實在不知道。

她是一個六歲的女孩，經常來看醫生。她的學校曾經聯繫過我們，因爲根據她母親所說的，她女兒經常生病。後來的報告變得更戲劇化：首先是腸胃問題，接著是呼吸困難，還會突然暈倒。母親送她去上學時還會附上藥物請老師保管，好讓她突然發病時可以吃。奇怪的是，那個女孩在學校的狀況好得不得了。她很無憂無慮、興高采烈，還會和其他孩子一起開心地玩。校長對他們說，她看起來一點毛病也沒有。

那位母親的家庭醫生很同情她，也全力提供支持。那個女孩被轉診到一家學術醫院，在那裡接受了詳細的檢查。我試圖告訴那家醫院的醫生，校長這邊提供的故事版本是在學校的時候，她沒有出現任何症狀。我提醒他們一定要根據自己的觀察做出診斷。如果你問父母他們的孩子怎麼樣，其實是相信他們會給你一個誠實的答案。但我想，這個女孩的情況可能有點不同。可是他們不肯聽我的，我還記得當時我感到多麼孤立。我該怎麼做才能讓他們明白，事情其實不只是他們看到的那樣？那女孩換過一個又一個的專科醫生，還接受了侵入性手術，對一個年紀這麼小的孩子來說，一定很可怕。但是醫生們全都束手無策，而我也沒辦法接觸到那位母親。這一切都是很久以前的事了，那時候的流程跟現在有很大的不同：我們從來不會和父母交談，只會接觸到專業人士。

學校開始放假前不久，校方打電話給我，說她預定要進行心臟手術。我感到很震驚，但當我聽到醫院想先讓她住院觀察一陣子，看看到底是什麼毛病的時候，覺得鬆了一大口氣。假期過後，發現那位母親取消了住院。情況突然好轉了：她女兒越來越少去看醫生，她告訴學校的工作人員說，她覺得女兒應該是好多了。我有點放心，但憂慮還沒有完全解除。之後學校再打電話給我的時候，卻捎來可怕的消息：小女孩死了。有一天下午，她很慌張地打電話給爺爺，因爲她母親突然變得很有攻擊性。爺爺馬上趕過去，但還是太遲了——小女孩躺在樓梯口，已經死了。直到那時我才聽說，幾週前，有人發現那位母親養的狗全都死在狗窩裡。整個社區都知道這件事，也很同情那家人——究竟是誰會做出這麼可怕的事呢？要是我早一點知道的話，我當下可能就會有所警惕，因爲有許多案例都曾經證實，虐待動物和虐待兒童之間有極大的關聯性。隨後在法庭審理中才發現，那位母親患有代理型孟喬森症候群，會故意讓女兒生病，以引起別人的注意。殺死自己的女兒、毒死狗的，沒有別人，正是她自己。

我永遠不會忘記那個女孩，她的病例周圍發生的事件，讓我最後決定成爲一位機密報告醫生。當時我還能多做些什麼呢？我能救回她的命嗎？要是我們的程序變得更加先進，就能避免當時的悲劇嗎？我實在不知道。雖然我在過程中無時無刻都曾提出懷疑，卻因爲不被信任而遭到完全孤立。要提高警覺、站穩腳步、驗證每個人的證詞、檢查任何可能重要的線索，就是我學到最可悲的教訓。那個母親欺騙了我們，犧牲了她的寵物和女兒的生命。直到今天，光是想到這件事都會讓我感到很痛苦。

25 未來

——保羅·范祖倫，整形外科醫生

等在那些勇於接受並承擔自己傷害的人面前的，是更健康的恢復。

十月的某個星期五晚上十一點左右，羅馬尼亞首都布加勒斯特的一家夜店發生了一場嚴重的大火。表演陣容中有一組搖滾樂團在演出過程中施放煙火，舞臺因此著火了，濃煙瀰漫了整個會場，數百位慌亂的觀眾發狂似地踩踏彼此、爭相逃生，但現場的逃生口卻極為狹窄。當地的醫院無法應付瞬間湧入的大量傷患，因此尋求國際援助。火災發生一星期後，外交部要求荷蘭的三個燒傷單位接收一些傷者，於是一位來自羅馬尼亞富豪階層的年輕女性，最後被送進我們在貝弗韋克的單位。

她被送來的時候受到很大的驚嚇，而且情況很危急，她的身體和臉部全都遭到三度燒傷。然而，我們最關注的事情是她身上帶有的細菌：那是一種攻擊性極強的菌株，我們從來沒見過任何相近的樣本，她立即就被隔離了起來。抗生素沒什麼效果，而且用人工皮覆蓋住傷口，只會替細菌創造更棒的存活環境。唯一能做的就只有持續沖洗傷口、逐步移植眞正的皮膚。這個策略奏效了，我們漸漸能夠對抗致命的細菌。一開始我們讓她維持鎮靜狀態，所以直到幾週後我才開始能跟她接觸，那時我們終於在治療過程中占了上風，她也慢慢地醒來，用一種急切凝望的眼神，反覆問我同一個問題：「醫生，我看起來會是什麼樣子？」她當然馬上就看到自己包著繃帶的手，也知道我被迫得把她所有的手指截肢。但是她的臉——會變成什麼樣子呢？她很著急，一直跟我要鏡子。我向她解釋，她得要有耐心，疤痕會需要很長的一段時間才能復原。我到現在都還記得在她床邊跟她的談話。她說：「我想要好起來，我想要再回到過去美麗的樣子。」

她的反應讓我很害怕。一個來自上流階層，如此迷人、優雅的女性，要是臉部毀容的話，要怎麼展開新的生活？我相信她的命運肯定會讓她失望的，但其實不然：反而看見某種不可思議的力量浮現。她直視著鏡子裡的自己，後來甚至有勇氣對世人展示她的臉。她回到了過去的生活，開始在Instagram上發表自己的照片，打扮得很漂亮，大方坦露出手臂和上腹部。看到她不僅接受，還對自己的狀況拿回主導權，眞是鼓舞人心。

我想這就是我的工作會這麼有意義的原因吧：在一場可怕的事故之後，看到人們能夠重新振作，他們內在的力量爲自己往後的人生奠定了方向。不管是從字面上或是以比喻的方式來說，讓自己能夠繼續前進的人，都有個決定性的開端。擁有衝勁的病人，燒傷也會復原得更順利。但更重要的是，等在那些勇於接受並承擔自己傷害的人面前的，是更健康的恢復。這個年輕女性就是最好的證明。

我一直把她的故事牢記在腦海中。我現在會更注意人們對生活的看法，也更加留意他們心理上的堅韌程度。

我的工作並不只是動手術而已，病人的心理層面也同樣重要，所以我都會鼓勵病人向前看，把重點放在未來上。

在那場大火之後，已經兩年多過去了，現在我看到的照片上全是一個堅強的女性，非常容光煥發而耀眼。再也沒有人會看到她的傷疤或沒有手指的手——她的眼神吸引了一切的目光。

26 聖誕節

——蘇菲安．艾爾布薩提，急診室醫生

我們的工作情緒強度極大，也會經歷許多悲劇，不能總是在心裡掛念著一切。

那天是聖誕節，我的輪班剛開始，那時一位護士跑來警告我，有個嬰兒剛被送進來，情況很不樂觀。三天前，嬰兒的母親已經去找過急診家庭醫生，因爲她的寶寶呼吸困難，也沒辦法正常喝水，現在他們倆都在急診室裡。我走進去的時候，小兒科醫生已經開始在檢查了。

半小時後，護士害怕的事情得到了證實：監視器顯示嬰兒的心跳頻率正在急速下降。我開始按摩嬰兒的心臟，把他的胸部放在我手裡，用大拇指按壓嬰兒的胸骨。X光檢查顯示嬰兒的心臟有擴大的現象，這個孩子的心臟正在衰竭中。

我們試圖用藥物讓心臟恢復跳動，小兒科醫生正在和鄰近學術醫院的加護病房專科醫生通電話，後者正在搭救護車趕來的路上。我的手越來越痛，但實在沒時間去多想。整個醫療團隊都簇擁在孩子周圍，所有人的緊張程度顯而易見。

半小時後，專科醫生趕到了。我們又試了另一種藥，想讓心臟再次跳動。我的手開始抽筋了，我能感覺到嬰兒小小的胸部變得越來越僵硬。這整個過程中，嬰兒的臉就在我的面前。當我再也無法繼續動作時，一位同事過來接手幫忙急救，小兒科醫生則跑去找母親說話。

不久之後，專科醫生看向我們，盤點了一下當前的情況。他得出的結論是，我們已經無能爲力了，問我們是否都同意停止急救。我們已經盡力了，但一切都只是徒勞無功。嬰兒當場就死了，就在我們的手中。

這時孩子的母親突然有了反應：這整個過程中她一直坐在角落、目睹一切的發生。她把我們推到一邊，把孩子抱進懷裡。那時我整個心都碎了。我也有一個孩子，就跟她的孩子一樣大——甚至看起來有點像。我當下領悟到，躺在這裡的也很可能會是我的孩子。後來我把自己關在茶水間裡，把所有情緒都發洩出來——當下的感受太過洶湧，我實在不知道自己還能做些什麼。畢竟，醫生是不會哭的……不是嗎？

我們都覺得被打敗了。但還不是時候，還有其他病人需要我們去治療。那天輪班快結束時，又來了一個需要急救的病人，是一位八十二歲的老太太。她的呼吸很困難，而且在監視器上，她的心跳突然就失控了，我們同樣救不回她。但那個時候我的情感已經麻木，當晚我的情緒起伏大得不得了。

那天我幾乎沒辦法睡，不停在想我們還能做些什麼，或是做些不同的措施。隔天早上我很早就醒了，那孩子的臉就在我面前，前一天晚上發生的事在我腦海裡不斷地盤旋。

我們的工作情緒強度極大，也會經歷許多悲劇，不能總是在心裡掛念著一切。爲了保持清醒、理性的狀態，我們只能把自己封閉起來。這個策略會管用一陣子，直到有什麼觸及你的痛處，讓武裝潰堤、情緒屏障也不再管用，這就是我那天晚上面臨的狀況。

隔年我又被排到聖誕節值班。一位七十歲的男性被送來，我們成功讓他恢復了意識。但我的思緒還是常會飄回到那個孩子身上……從那時候起，聖誕節對我的意義就再也不一樣了。

27 塑膠袋

——迪克．畢夏普，婦科醫生

直到很久之後我才開始去想，當時我為那女孩所做的已經夠多了嗎？

一大早，我就接到一通急診室護士打來的電話。有個十五歲的女孩來求診，病人有嚴重的腹痛，小便時也會感到疼痛。家庭醫生的診斷是膀胱感染，但是當她的症狀還沒減弱時，她的繼父就已經把她送來醫院了。根據她的智慧跟經驗，護士覺得事有蹊蹺。她說：「這不是膀胱感染。」

我在她的腹部進行超音波檢查，立刻就看出問題所在。那女孩的子宮有異常擴大的現象，這代表她最近一定剛生產過。我直截了當地問她嬰兒在哪裡，但她看起來一臉不敢相信。我還記得我的反應相當簡潔有力，我立刻轉向那位繼父說，「快回家去找嬰兒。」

就在那個時候，女孩的母親走了進來，手上拿著一個塑膠袋。她在屋外發現了一個死去的嬰兒，就在窗臺下面，臍帶還沒剪斷。

她的女兒那晚獨自生下了一個孩子，一定嚇壞了。那女孩沒有任何反應，所以我沒辦法弄明白，她之前到底知不知道自己其實懷孕了。法醫的驗屍報告顯示，嬰兒出生時還活著，但經過一整晚的酷寒天氣，最後沒能活下來，病房裡的每個人都感到很震驚。因爲我沒辦法在嬰兒的死亡證明上陳述自然的原因，只好通知檢察官，隨後就有人來進行調查。

接下來幾天，我們把那個女孩留在醫院裡觀察，護士們試圖讓她開口說話。我只想知道前一天晚上對她來說有多麼痛苦，但我們永遠不會知道。我後來又在看診時見過她幾次，同時我也觀察到她母親對她的譴責。她說：「我們來自一個南美洲的大家庭，家裡有很多孩子，就算再多一個也不成問題。但妳爲什麼要讓孩子死掉？」

後來護士告訴我，之後他們經常看到那女孩在醫院裡徘徊，在探訪時間內，總會看到她在育嬰室附近的走廊上遊蕩。我們實在不知道該怎麼辦……她這樣應該已經一陣子了。

不說別的，光是這個女孩周圍發生的事件，著實讓我對墮胎有了一種全新的看法。這一切都發生在八〇年代後期，當時墮胎法剛通過，但我還是強烈反對終止任何形式的懷孕。我是在一個南方的天主教家庭裡長大的，父母共育有十一個孩子，在他們的薰陶之下，我們都很尊重未出生的生命。但是這個女孩的故事迫使我得面對的現實，卻是我做過的研究裡從來不曾告訴我的，在一個問題如此嚴重的世界裡，墮胎往往會是最好的解決方案。

後來，在非洲和加勒比海工作過一段時間之後，我看到有太多的年輕女孩，她們的懷孕帶來的就只有麻煩。我再也沒辦法對這些事情視而不見，從那時候開始，我就盡了許多努力，希望能提倡年輕人採取避孕措施。

直到很久之後我才開始去想，當時我爲那女孩所做的已經夠多了嗎？也許不是在醫療上，而是在情感上，我還有沒有什麼做得不夠的地方？我的孩子跟她的年齡相仿，也許我反應得太過度了，就像個生氣的父親？後來我打電話給她學校的校長，要求他幫我密切關注那女孩。當時我是不是應該要多關心她，了解她心裡的感受？那家人很快就把所有人拒於門外，幾乎斷絕了和外界的一切聯繫。但是儘管有這麼多攔阻，現在每當我回想起這件事，都還是感到非常遺憾。

28 心願清單

——安娜莉絲．范弗倫，實習內科醫生

是這個女孩幫我們上了為期一週的速成課，教會我們如何活著。

她其實不是我們病房的病人，一個十七歲的女孩，身邊卻全是老年人。但是兒童醫院對她的情況實在沒什麼經驗——試問你有多常看到青少年會得黑色素細胞瘤的？她的皮膚癌已經轉移了，而她才剛開始進行免疫療法。

她很痛苦，再也無法待在家裡，這就是為什麼她最後會來到我們的病房。我們讓她住進單人房，結果證實在我們知道之前，它就已經像典型的青少年房間一樣，變得跟豬圈一樣亂。

因爲她吞藥有點困難，所以我們幫她接上靜脈注射器。藥物會直接輸入她心臟上方的動脈，標準程序是要對肺部做X光檢查，以確保針頭有正確插入。我永遠都忘不了她的檢查影像長什麼樣子——這輩子我從來不曾這麼震撼過。正常來說，肺部在X光上看起來應該是黑色的，但她的肺部卻像聖誕樹一樣閃閃發亮。到處都是癌細胞，沒有一個角落可以倖免。我們都非常希望免疫療法會有幫助，但看到這個影像，腫瘤已經擴散成這樣，我們的希望瞬間就被粉碎了。

我告訴她這個消息的那天是星期五下午。我坐在她旁邊的凳子上，她在床上盤著腿，手裡還拿著手機。那實在是很無情的打擊，我必須剝奪她的一切希望。癌細胞不只轉移到她的肺部，還已經擴散到了她的腹部，甚至還可能蔓延到腦部。

我不確定她還剩下多少時間，但肯定不會太久。我問她有沒有什麼願望，也許我們可以幫她實現。接下來的幾天，這就是病房裡主要討論的問題。

她說她想嫁給男朋友，於是我們和她的家人一起，開始在醫院裡的聖所籌備婚禮。一切就像眞的一樣：她換上了洋裝、現場準備了蛋糕，甚至還有致詞。儘管我其實是她所有痛苦的根源，她還是希望我去參加婚禮。那天她穿著一席白紗坐在輪椅上，眞是容光煥發。婚禮結束後，她的第二個願望是：希望能和她最愛的YouTuber錄製一集影片。

當然，她的情況一點也不歡樂，我們其實也進行過較爲嚴肅的對話。比如說，關於強力止痛藥的主題，或是因爲我們開給她的興奮劑，讓她對體重增加的恐懼，她想討論安樂死，但這個念頭很快就因爲她其他的狂想計畫而煙消雲散。

漸漸地，我發現她的情況開始惡化了。雖然她的婚禮捧花還放在衣櫥裡乾燥，我們的對話卻變得越來越朝向最後的結局。她希望能回家，所以最後一次，我們動員了整個病房一起通力完成。幾天後，她就過世了。

直到今天我都還記得她的故事。是她把青春期的氣息像龍捲風一樣吹進我們科裡，並在她生前最後的日子裡，留下一些很瘋狂的贈禮。是這個女孩幫我們上了爲期一週的速成課，教會我們如何活著。

希望我們最後送給她和家人的是一些美好的回憶。我曾經在幾百位醫學專家面前講起她的故事。她一直都很喜歡被注意——這下她終於如願了。我也收到許多來自同事的回應，他們說：「她的故事鞭策我們，每一天都要盡我們所能地去付出，爲病人盡我們最大的努力，即使我們有時候會感到無力。我們眞的很希望能治好她，但那並不是我們能控制的。希望終有一天，我們不會再需要一個十七歲的女孩來提醒我們，人生是有限的。」

29 以愛為生

——安妮瑪麗．艾德斯，小兒科醫生

我開始會從許多不同的角度看待人生，也更加清楚地領悟到父母會有多脆弱，特別是那些得了慢性病的孩子的父母。

佩蘿當時大概六歲，夏季的某一天，她在後院四處奔跑，隨後就失去了意識。這個情況之前發生過一次，是她在學校進行期末游泳測驗的時候。我懷疑是心律不整，但是醫院的檢查卻無法確定。他們推斷是換氣過度，所以只教她做一些呼吸練習，似乎有點幫助。

兩年後，我接到一通令人不安的電話，是我母親打來的。她跟我說，出事了，游泳池周圍都是救護車。那天是八月的某個星期一早上，正是我最害怕的。我馬上就開車回家，發現我的懷疑成眞了。那天是假期過後的第一天，天氣很溫暖，放學之後佩蘿和一些朋友到游泳池游泳。結果一下水，她的心臟就停止了跳動。因為救護車開錯邊了，繞了一大圈才抵達她在的位置，而且那年頭便攜式心臟除顫器其實沒那麼普遍，在他們能讓她的心臟重新恢復跳動之前，已經過了太久，實在太久了。

兩天後，核磁共振掃描檢查顯示，她的腦部損傷非常嚴重，已經沒機會再復原了。結果證實佩蘿患有先天性的心律不整，在游泳池的體能訓練再加上冷水的衝擊，正是致命的原因。她在加護病房裡躺了好幾個星期，直到醫生和她的父母最後決定，再進一步治療也沒有用了。但是當他們關掉呼吸器時，卻發生了奇蹟：佩蘿開始繼續呼吸，甚至還可以吞嚥——正是她需要繼續活著的生命徵象。她甚至在加護病房裡慶祝八歲的生日，儘管對自己的情況完全沒有意識。

佩蘿是我的鄰居，她的父母是我的朋友。那個星期一已經是十五年前的事了，從那時候開始，他們就一直照顧她到現在。他們甚至還為了她特別增建房子。當然，有一群特別奉獻的護士會幫忙他們，但是每天的照護重擔多半還是落在他們身上。我現在成了佩蘿的醫生，和他的家庭醫生一起照顧她。每當她需要醫療協助的時候，我總是隨傳隨到。

我看得出來他們一起在自己唯一的孩子身上傾注的愛。我明白他們盡了多大的努力，也看得出來那有多辛苦，所以我非常佩服他們。不論他們做什麼，佩蘿都會被算在內，他們去哪裡，她就會一起去。每天她都會有時間去戶外散步，他們也會帶她一起去度假，她的生日永遠都會盛大慶祝。她的父母找到力量，重新找回他們所失去的，並爲佩蘿的人生賦予意義，雖然曾經有一度，她的人生已經看似完全沒希望了。

佩蘿的故事完全改變了我，不只是以醫生的身分，還包括身爲一個人。我開始會從許多不同的角度看待人生，也更加清楚地領悟到父母會有多脆弱，特別是那些得了慢性病的孩子的父母。不論他們受到多少幫助，一旦前門關上，他們就是自己一個人了，他們一定覺得很孤單。現在我常會想到這一點，我會聽父母說話、努力提供我能給予的一切支持，好讓他們不會覺得與世隔絕。

佩蘿今年已經二十三歲了，對她來說，時間似乎已經完全靜止了。在他們周圍，他的父母看得出來一切有多麼不同。那天跟佩蘿一起去游泳的朋友們，全都到外地讀書了，還能出去玩，甚至開始有了交往對象。但佩蘿卻被困在家裡。她永遠不會有機會去約會，也不會有機會跟男朋友到任何地方去玩。日復一日，她的父母無條件地爲她付出，得到的回報卻很少。他們自己總會用同一句令人感動的話來描述他們的情況，他們總是說：「佩蘿是以愛爲生的。」

30 幽默

——馬塞利諾．伯格斯，護士

是我母親教會我，一個微笑可以帶來多大的力量。

我母親病得很嚴重的那年，我才八歲。她得了皮膚癌。那時候的止痛藥還沒那麼先進，我記得晚上經常因爲她喊痛的聲音而醒來——對一個孩子來說，那樣的聲音實在很可怕。第二天早上我起床的時候，總會一直扮小丑，把我的睡衣褲放在頭上，試著逗媽媽笑。因爲如果媽媽笑了，一切就都沒問題了，那時我還太小了，沒辦法意識到她就快死了。

十年後，我開始半工半讀的護理課程。我被分發到老年科，第一次輪班是要幫忙照顧一位垂死的老太太。原本值班主管應該要指導我的，但他卻被叫走了。那位女士當天晚上就去世了，孤伶伶的一個人，只有我在她身邊。那年我才剛滿十八歲，那對我來說實在是很沉重的打擊。輪班結束回到家之後，我坐在學生公寓的床邊，決定要休學。顯然那對我來說太難了，我是不可能熬到課程結束的。

第二天，我還是回去工作了。我被分配到一間有八個病人的房間，我的任務是要幫一位老先生洗澡，顯然他的心情不太好。我不禁脫口問：「到底怎麼了？怎麼會一開始就這麼不順利？是不是起床的時候下錯腳？」就在那個時候，他把被窩掀開，讓我驚訝的是，我看到他的一條腿已經被截肢了。我覺得很難為情，我怎麼能那樣脫口而出？但是那位先生就只是捧腹大笑。我的緊張情緒頓時消除了，面對當下情況的幽默反應，徹底驅散了前一天晚上的不愉快回憶。從那時候開始，幽默就成了我的生存之道。我深深相信自己一定可以在這一行撐下去，只要我能用一個小小的玩笑讓某個嚴肅的時刻變得輕鬆。隨著時間過去，我發現病人也很需要好好大笑。經過那次我無心的玩笑之後，我和護理之家裡的那位先生最後成了好朋友。幽默可以縮小照護者和病人之間的差距，一起笑一笑，不但可以強化信任的連結，讓彼此覺得放鬆，還能合理地處理憂慮和關心，甚至充當敲門磚，展開更困難的對話。

我開始進行實驗。一開始要謹慎一點，一定要測試病人會不會欣賞你的幽默，如果會的話，他們又喜歡哪種幽默。雖然我從來不會對敏感話題開玩笑，我卻已經學到，沒有任何理由可以讓嚴重的疾病成為一個好玩笑的阻礙。病人絕對不會希望自己的生命全是惡運和悲哀，一點小幽默可以幫助減輕沉重的心情。和我一起笑得最開心的其實是末期病患，對他們來說，笑聲可以暫時掩蓋他們對死亡的恐懼。讓病人看到自己病情中幽默的那一面，也可以讓他們覺得還能夠掌控自己的生活。

我已經把這當成我的使命，要把幽默引進健康照護當中。我會不停辦講座和工作坊，甚至已經出了一本書。但是這其實沒有說明書可以參考，而且很顯然你不應該一直扮演小丑，你需要培養對幽默的品味，才能掌握它的精髓。但是總會有值得和病人一起開心大笑的事情。它們會自己顯現，你只需要學會該如何辨認出它們。

直到現在我才明白，我推行幽默的動力來自我心裡曾經的小男孩。無論如何，我的目的都是想逗病人笑——是我母親教會我，一個微笑可以帶來多大的力量。

31 機車騎士

死亡處在我們每個人的最中心位置，它其實就存在人生當中。

——貝爾汀．史普倫，法醫病理學家

有一天我的呼叫器一大早就「逼逼」作響。當時是我負責值班待命，所以我立刻回電給通訊中心——他們說需要派出一位病理學家。不久前警方剛接獲報案，有人在河堤邊發現一具屍體，很可能是因爲交通事故，我得去幫忙警方勘驗現場。我開著自己的車前往位於圍堤區的某個地址，那是一大片塡海而成的新生地。大清早的路面還很空，沒什麼車。圍堤區的土地既廣闊又平坦，道路略微高於河堤，好讓坡度可以往下延伸到田裡。從遠遠的距離我就能看到警車。停在警車旁邊的是交通事故調查車，河堤底部則躺著那位不幸的機車騎士。他的安全帽碎片散落在一旁。他一定已經躺在那裡一整晚，經過的車輛卻都沒發現。有個高坐在牽引機上的農夫剛好往下看向右邊，那天早上他才會在很偶然的情況下被發現。

我檢查了屍體的僵直狀況，好判定他的死亡時間。我還檢查了屍體身上最靠近地面，青黑色或是類似瘀傷的血塊的部位。我看著他躺的位置和周圍環境——他身上唯一的沙出現在手指下方，顯然沒有人曾經移動過他。最後我的結論是，他應該是在前一天傍晚或更晚的時間死亡的，死因是從機車上摔下來，猛力撞擊下方的地面。警方跑回調查車上，找來一條毯子蓋住他。我們也聯絡了殯葬業者。我一直留在河堤下，和那具屍體及交通事故科的同事一起。

就在那個時候，太陽升起了。我們正站在一片麥田邊，空氣中還瀰漫著一層薄霧，鳥兒開始啾啾叫，路燈為這幅景象增添了幾乎如夢一般的氛圍。我的同事看到我臉上的表情，「真令人嘆為觀止，對吧？」他說。我們周圍全是自然的美景，一片光彩與寧靜的景象，但在我們身旁，卻躺著一個已經去世的年輕男性。我想到他的家人，也許他還有太太跟孩子，因爲他前一晚沒有回家，可能都很著急。我知道警方正在去通報他死亡消息的路上，也知道他應該是當場死亡，雖然我實在應該要保持客觀，但還是記得很清楚，那時突然產生一種安心的感覺。我已經檢驗過許多屍體，通常他們的死亡對我來說都是很遙遠的事。我已經學會爲自己築起屏障，避免對所看到的景象有太多情緒。但是那個陽光升起的早晨，卻有些什麼不太一樣。周圍環境的壯闊景象把我帶離了當下的狀況，同時也讓我能更深入地去體會。突然之間我開始想：人生眞是難以預料。同時也領悟到，我們能不能活著看到又一天的景象，其實完全得碰運氣。我心想，情況可能是這樣的：天氣很好，這個人騎車出門兜風……但就再也回不去了。他死在某個沒人看得見的地方——車潮不斷經過，這世界卻沒有一個人看見他。這件事讓我大受衝擊，我還發現這根本就是宇宙冷漠的象徵。有個人死了，世界卻還是繼續運轉，太陽也照常升起。

儘管發生了這樣的悲劇，我卻不覺得這樣想會讓我心煩。正好相反，太陽在田上方升起，給了我一種安慰的感覺：死亡處在我們每個人的最中心位置，它其實就存在人生當中。

32 村長

——舒爾德．茲瓦特，家醫科醫生

在我們的社會裡，人們認為特殊待遇是不恰當的，但醫生還是經常這麼做。

醫院裡負責送信的男孩騎車到我家的時候，大約是午餐時間。那時我才剛開始在那家位於迦納鄉村的醫院實習。前一天晚上我負責值班，需要稍微休息，但我還是可以接受緊急情況的召集。信差遞給我一張護士寫的紙條：有位三十歲左右的女士因爲肚子痛來求診。她的症狀聽起來並不嚴重，所以便回信說我會在一個小時內過去。

十分鐘後，信差又送回來另一封信。上面寫著：立刻過來，因爲病人是村長的親慼，還是阿善提部落的族人，那是迦納最強大的民族。「醫生，求求你。」他用英文催促我，我覺得有點生氣，也不懂爲什麼這個女人竟然覺得自己可以享有特殊待遇。我送出的回覆就跟上一則內容一樣，但我實在不太安心，所以半小時後我就趕回醫院了。我對她狀況的懷疑是正確的：那個女人得的是急性腸胃炎，所以我開給她一些藥之後，就把她送回家了。兩天後，一群村長派來的代表團突然出現在我家門前。他們說村長覺得受到侮辱，因爲我拒絕了他的緊急要求。一開始我先爲自己說話，認爲當下的急迫性是沒有根據的，但我最後也向他們道歉。他們的出現才讓我意識到，對於我這個外來者而言，入境隨俗的重要性。不論我喜不喜歡，他們的社會就是比較階層分明，而且地位比較高的人就是可以享有優先待遇。這件事讓我變得謙卑，我這個高高在上的西方醫生，還自以爲見多識廣，可以對當地人下指導棋。

在迦納鄉村的那位病人教會了我寶貴的一課，讓我事後總會一再回想。等我一回到荷蘭擔任家庭醫生之後，我就開始注意到，經常會面臨同樣的兩難。在我們的社會裡，人們認爲特殊待遇是不恰當的，但醫生還是經常這麼做。我會定期詢問醫院裡的專科醫生，我手上的一兩位病人是否可以不用排隊，而我之所以會把自己平常看診一開始和最後的時段空下來，就是爲了避免緊急狀況，可以自己安排。

優先順序往往是按照醫療上的原因排列的：當然，越嚴重的情況就會越先處理。但是在迦納，我卻學到社會文化層面也是需要考慮的因素。比如說，如果我的病人擁有土耳其背景，往往會在孩子發燒的時候極度恐慌，因爲腦膜炎在土耳其是非常普遍的疾病。他們的焦慮通常是沒有根據的，但每當他們打電話給我的時候，我總會迅速空出時間去幫他們看診。對於某位正要去參加重要會議卻生病的教授，我也會做出同樣的處置。如果大衛・貝克漢受了重傷需要動手術，或是每當女王需要醫生的時候，他們也會調整優先順序，對吧？甚至沒有人會對這個問題多想。大概是因爲就某種間接的方式來說，這仍然是對社會有好處的。世上沒有兩個人是眞正平等的，那就是我在迦納那段期間清楚明白的事。

那次事件之後，我很擔心會失去工作，因爲後來發現那位村長同時是醫院的委員會主席。但在那之後我們徹底談過這件事，就再也沒人多說過什麼了。一年後，當我女兒出生時，我用女皇母親的名字爲她命名，那是該區域權力最大的阿善提女性。

33 脾氣暴躁的老人

——威爾科．阿赫特伯，老年科醫生

如果有某個人讓你感到特別，那麼人生就值得繼續活下去。

他的病歷甚至沒辦法放進檔案夾裡：厚厚一疊的文書資料，總共有數十位專科醫生寫過，簡述他身上所有的病痛。他發病的原因至今不明，而且他最後就在護理之家度過餘生。他的年紀大約七十出頭，因爲身上的病痛實在太多，他所能做的就只有靜靜地躺在床上。沒有人知道他到底怎麼了。他時常感到生氣、挫折，脾氣很差也很難相處，而且還一直和護士吵架。

我們諮詢過心理醫生，後者提出了非常不正統的建議，他稱之爲「反常法」。他說：「只要聽就好，多注意病人，但克制住想要立刻解決或解釋每個症狀的衝動。」我的計畫是要每星期去看他一小時，只需要聊天就好，不用立刻恢復成「醫生模式」。

從那時候起，每個星期五上午九點我都會去看他一小時。我會坐在他的床邊，就只是讓他說話。一開始他就像往常一樣很容易生氣，但隨著對話繼續進行，就會慢慢冷靜下來。在最初的幾個月期間，我和他見面的感覺就像是例行瑣事。

我很缺乏經驗、還在實習，急切地想要成爲醫生，希望可以盡快畢業、開始治療病人。跟他的見面感覺是在原地踏步又像角色扮演，只能耐心等待。直到我注意到，我們的對話對他其實是有好處的，而他也開始期待我們的探訪，因爲這些對話讓他整個星期都過得更加輕鬆。每次我遲到的時候，他總會狠狠地訓斥我一頓，而如果我不小心漏掉一星期沒過去，醫院的職員還會責備我，因爲他總會恢復到過去那樣尖酸刻薄的樣子。

漸漸地明白他多麼需要我的關注，在執業生涯中，我始終都牢記著這個教訓。老年人往往需要跟範圍很廣的症狀搏鬥，而身爲醫生，有時候我們會犯的錯，就是以爲這場戰役是要解決一切。當然有時候醫療介入是必要的，但對許多病人來說，醫生的眞心關注才是更重要的。老年人往往會過一天算一天，沒辦法告訴任何人他們的生活或興趣。你可以想像，他們會有多孤單。

先傾聽、再決定任何行動是否有必要——這就是那些星期五早上教會我的事。我漸漸地領悟到，我們的職業是很需要反思的，在護理之家裡，醫療的目的應該是爲了促進有意義的人生。

我幾乎每星期都會去看那位老先生，整整持續兩年半。在那段期間，他敞開心胸地開始談論他的太太，甚至還會問起我的事——那個星期我過得如何或是我的假日好嗎？當我因爲學業的關係，最後要轉到另一個病房的時候，我決定要繼續我們的會面時間。我不希望跟他失去聯絡。

然後，一個星期五早上，他的床空了——前一天晚上他無預警地過世了。我很沮喪，因爲我已經漸漸開始珍惜他的陪伴，他也同樣珍惜我的。也許我們的談話多少讓他感到有點特別。在護理之家裡，他只是許多住民中的一個，暴躁的脾氣也一直讓他很不受歡迎。地位的喪失在老年人當中是很常見的情況，特別是當失智症發作的時候，再也沒有人能隨時提供他們讚美，沒有人會確認他們在世界上的位置，說他們做得很好。是這個男人讓我明白，一個微小而眞心的關注，可以達到怎樣的效果。如果有某個人讓你感到特別，那麼人生就值得繼續活下去。

34 安樂死

泰德·范艾森，家醫科醫生

如果牽涉到精神疾病，終止生命可能會變得更加複雜，但有時候它其實可以提供一種比較人道的解決方法。

即使隔著玻璃，我還是馬上就看得出來，她的情況不太好。她看起來意志相當消沉，但同時又很激動。那是某個星期天下午，我沒有值班，但那時我仍然在家待命，於是她就打給我了。我已經有一段時間沒見過她了：我知道她有週期性的重度憂鬱症，到目前為止，所有為了治療她所投入的努力都沒效。上次發作期間，她開始出現傷害自己的現象，因此被強制送醫。而現在，看起來她已經出院回到家了。

我讓她進到我家玄關的走廊，她立刻就切入重點。她說：「我想死，你一定要幫助我。」我立刻看得出來她是說眞的。我知道她過去的病史，也明白憂鬱症對她造成的痛苦。她還很年輕，才三十出頭，但她眞的是個很令人同情的病例，而且這個情況已經持續好幾年了。

但我不打算在玄關解決她的問題。這一切都是很久以前的事了，甚至連安樂死法都還沒被引進，那年頭協助自殺比起現在實在複雜太多，尤其如果問題跟精神病學有關的話，我感到相當不知所措。我當家庭醫生的時間其實沒有很長，我也需要時間思考。我在腦海裡描繪所有事件的順序：除了她的家人以外，我還需要跟她的心理醫生談談。我建議她隔天再來，好讓我們有更多時間可以好好談談。她同意了。

現在回想起來，我很後悔一開始沒有給她更多時間——我實在太容易就相信，我已經讓她放心了。我還以爲她會明白，我只是不能馬上說「好」，再加上我以爲她回家之後的情況已經好多了。但我其實只是猜測，應該要立即開始跟她討論的，這樣就會明白她的情況其實很嚴重。根據我的初步印象，加上她答應會回來，我就這樣讓她走了。

第二天，她並沒有出現。我其實不怎麼緊張——星期一的診間通常都很忙亂，我實在有太多事情要做，能有多出來的空檔，我感激都來不及了。我還以爲她很安全地和家人在一起，也認爲如果有什麼問題，他們應該會跟我聯絡。

星期三早上，在我進行手術期間，警察打電話給我。她從某棟離我診所不遠的大樓跳下來，他們希望我可以過去認屍，畢竟要家屬去看她現在的樣子實在是一件太痛苦的事情。我到現在都還記得，站在小小的停屍間裡，傾身往前看著她遺體的情形。當時答應她的一天實在是太多餘的一天。

她的父母到現在都還對我很不諒解。不是因爲她死了，而是因爲我不同意幫她施行安樂死。這些年來他們都跟她一樣覺得很痛苦，最後卻只看到她的人生走到如此可怕的結局。他們甚至再也不想見到我了。

那已經是二十五年前的事了，但在我往後的執業生涯中，這位年輕女性的故事卻影響了我對安樂死的態度。如果牽涉到精神疾病，終止生命可能會變得更加複雜，但有時候它其實可以提供一種比較人道的解決方法。而我也曾親眼目睹過，如果那道門被關上，一個人可以被逼到怎樣的絕境。

每當安樂死再一次成爲公開辯論的話題，我就會想起這個女性。那個星期天下午，我爲她打開了我的門，因此對於後來發生的事，我也得負上一部分的責任，她把我的猶豫解讀成了拒絕。但最讓人難過的是，我其實是想幫她的，事情實在不應該以這樣的方式結束。

35 躁症

這個病人卻讓我明白，把理論付諸實踐，不要立刻就對某個人的人格做出判斷的重要性。

——薇拉．貝金克，心理醫生

她說的話要有多刻薄就會有多刻薄，而且還會充滿傷人的惡意——簡直就像芒刺一樣，一出口就一定要讓人感到氣急敗壞。那時我才剛開始擔任心理醫生，如果我不小心說錯話，她就會殘酷地問我到底知不知道自己在幹嘛。如果我對於自己上班的穿著帶有一絲絲的懷疑，你也可以很確定，她一定會馬上指出來。

那是她失序症狀的一部分，我很清楚。她是個年輕且受過良好教育的女性，因爲躁症發作而住進我們病房接受治療。她的行爲莫名地變得瘋狂、不受約束，而且精力充沛，她覺得自己根本不太需要睡眠，想法也變得不受控制、天馬行空。那是一種情緒失調，就她的情況來說，還會產生令人不快的副作用——她變得很易怒、容易受到冒犯，這使得她經常感到生氣和被激怒。她可以表現得極爲討厭且殘忍，而且不只對我們，還包括她的丈夫——一個充滿魅力，卻深深被她尖酸刻薄的言論傷害的人。

根據還在實習中的心理醫生所接受到的教導，他們總會說在特定的精神狀態發作期間，比如躁期、鬱期或精神病，病人的個性是無法判斷的——畢竟，精神狀況出問題的人，早已不是原本的自己。

但在這位女士身上，我卻非常難以信賴自己的專業知識。我注意到自己心裡充滿了不愉快的想法，像是我很納悶，這樣可怕的人怎麼會有這麼好的丈夫，還有那麼好的工作？而且沒有幫助的是，她還想靠一己之力破壞我在科裡的研究，她並不打算只讓自己參與其中，也煽動其他病人一起來對抗我。我當時的結論是，她一定是個非常令人討厭的人，她的人格本質上就是混亂且脫序的。雖然我沒有大聲說出來，但我心裡肯定是這樣想的。

身為心理醫生，我們對聽到傷人的話早就習慣了。病人的話可能會充滿惡意，你就只能把自己的皮練厚一點。我試過不要把她那些惡毒的話太當一回事，但卻沒辦法當作完全沒聽到，也許是因為她看起來跟我有點像……不管怎麼說，她就是很清楚該如何踩中我的地雷。

但接著她的情況開始好轉，治療發揮了功效，漸漸地，她身上有一個聰明而迷人的女性開始出現。在她出院兩年後，回來做追蹤檢查，我又再一次被提醒，她多麼有魅力而且聰明，還具備極佳的幽默感。

那時候我才清楚明白，精神疾病不成比例地摧毀某些人格的程度能有多大，有時候甚至會帶出人們最糟糕的一面。這裡有個聰明的女性，但她的躁症卻改變了她詼諧且切中要害的言語，讓它們變得刺耳且無情。

那樣的領悟改變了我，不只是身為一個心理醫生，也包括身為一個人。精神疾病可能會攻擊任何人，而且如果你真正的個性因此被隱蔽起來的話，真的會很糟糕。

身為一個心理醫生，我對理論當然再清楚不過，但這個病人卻讓我明白，把理論付諸實踐，不要立刻就對某個人的人格做出判斷的重要性。在私人生活裡，我也總是太快就做出判斷，但我現在已經不那麼愛批判了，尤其是對我還沒那麼了解的人。一個壞脾氣的評論或是出於挖苦的言論，未必象徵著令人不快的性格。人們表現出來的方式，也未必就能代表他們眞正的樣子。

36 老與少

——湯米·尼森，護士

這正是我會從事醫護工作的原因——
因為在別人需要的時候陪在他們身邊，就是愛的表現。

令我震驚的是，他一點也不像是那種會對別人妄加批評的人。我看起來不過就是個平凡的護士，身上有刺青，頭髮也整理得乾乾淨淨的。但他從來沒說過一個字。我後來才聽他女兒說起，第一次看到我的時候他有點驚訝，可是我從來就沒有注意到，他還問我的刺青代表什麼意思。我告訴他在我還小的時候，我的祖父會摺紙船給我，所以我才會在自己的手臂上刺一艘船，用來刺青的墨水裡甚至還有祖父的骨灰。他很認眞地聽我說，還因此深受感動。年輕人往往會覺得老人很無聊，而老人也會對年輕世代有各種意見，但我們的關係完全不是這樣。

雖然我們的年紀相差了六十歲以上，卻令人難以置信地合得來。有時候在人生中你會遇到某些人，不需要言語就能明白彼此，他對我來說就是這樣的人。

他的名字叫卡隆，出生在北方，雖然他後來因爲工作的關係定居在南方，而現在因爲生病的關係，和自己的女兒住在一起。他的腎臟正衰竭中，但他拒絕接受任何進一步的治療。每個星期我會去看他幾次，我們會一起喝杯茶，接著他會開始跟我說故事。天啊，他眞的很會說故事——他可以談論人生、愛情……不管什麼話題都能聊。我們的聊天從來不只是閒聊而已，還會更偏向深刻且有意義的對話。他非常虔誠，但同時也很開放，而且就像我一樣，對靈性很感興趣。

幾個月後我去度假，並在其他地方找到了工作，但我還是答應他會常去看他，我最後一次上班那天，他哭了。

去年底，我收到消息說他住進了安寧病房，情況不太好，我覺得有點內疚，因爲我從來沒有回去看過他。從那時候起，我就開始每週去看他，我們也開始重拾過去的對話。

他女婿跟我說他的時間已經不多的時候，我過去跟他說再見。在我趕到之前，他就已經沒有反應了。我坐在他的床邊，握著他的手，開始說話。不久之後，我看見有眼淚緩緩地從他的臉頰上流下來。我不知道他知不知道我在這裡，也不知道眼淚是不是爲了我而流，但那眞是美好的一刻。在我見過的老人當中，很少有人能像他一樣開放地談論自己的感受。

他非常感謝自己這一生過得很刺激，也很高興當他生病之後有人願意照顧他。他對我說：「你們都是正在進行的系統，你要出去追逐夢想，但要記得不要太專注在目的地上，前往目的地的過程也是一樣重要的。」他說。「等你漸漸變老，就會開始回顧你的人生，然後領悟到你當初應該停下來多看看風景，而不是一直加速往前。」他也教我應該要感謝自己已擁有的一切，他說：「要欣賞小事物、意識到你周圍的人，還要留意自己的行爲。」

我並不會總是將他的建議付諸實踐，但我現在確實會更常回顧，這是件好事，雖然我偶爾還是會無法及時踩剎車，但每當我回想起他的時候，情況就會越來越好。我一直留著他的訃聞，上面有一行出自聖經的句子：「沒有愛，我就算不得什麼。」這正是我之所以會從事醫護工作的原因——因為在別人需要的時候陪在他們身邊，就是愛的表現。

37 希望

——亨克．艾蘭德，臨床神經心理學家

永遠不要剝奪父母的希望。

她掉進家裡後院的水溝裡，落水的時間實在太久，因而產生嚴重的腦部損傷，最後陷入昏迷。醫院的醫生想盡辦法讓她活了下來，但他們能做的也只有這樣。她需要被送進照護機構，但是當地的小兒科病房即將關閉，所以她最後被送到我們的復健中心。她才兩歲，毫無意識也幾乎沒有反應，最令人心碎的是，她就只是一直哭、一直哭、一直哭。

我們不知道該怎麼處理她的狀況，在那之前，我們從來不必照顧跟她有類似情況的病人。那已經是超過三十年前的事，我們能做的就只有等待，並希望能夠出現自發性的復原，但這種情況幾乎從來不曾發生過。在國際文獻裡我讀到，有時候提高昏迷指數是有可能的，但該怎麼做呢？而我們又該如何面對她的父母？他們深受罪惡感的折磨，緊抓住任何可能復原的希望。這些都是我們從來沒遇過的狀況。

那對父母注意到他們的女兒到了晚上的覺知程度會稍微變高，因此要求我們對她進行一些晚上的刺激治療。我們試過可操控的多感官環境（一般稱為「多感官治療」）、唱歌給她聽、讓她觸碰東西，但情況一直沒有改善，所以我們最終停止了治療。接著那對父母又聽說有一種由兩位美國治療師進行的療程，據聞效果很驚人。每個月一次，那兩位美國治療師會到西班牙旅行並幫新的病人看診。我陪那對父母搭飛機前往，他們的女兒也坐輪椅同行，我到現在都還記得當時我們在西班牙城市裡來回穿梭的情景，結果證實美國式的治療方法相當密集：病人一次會需要數小時的刺激，有時候一次就得需要用上五個人力。

治療師說增加血液流量對受傷的腦部很有幫助，建議我們每天讓那個女孩的身體上下顛倒幾分鐘。此外，還需要有人協助她做一些動作，好讓身體可以感受到，並且最終（希望可以）恢復自己的運作。他們還告訴那對父母，那女孩有機會可以恢復，只要他們願意盡力幫她做復健。

他們願意嘗試，但我們可不願意。有些美國理論根本就沒有證據做爲基礎，而且我們也害怕這些治療方法很可能有害。我們同意一星期當中有一半的時間她可以待在我們復健中心，其餘的時間則會回家，她的父母和一群志工會在家裡嘗試新的技術。我曾經去看過他們一次：他們把整個閣樓都改成了私人的復健中心。

幾年後，那個小女孩過世了。我還記得當我聽到這個消息時，感覺鬆了一口氣。一直以來的治療其實一點幫助也沒有，她最後還是陷入嚴重的殘廢狀態，而她也從沒停止哭泣過。

儘管如此，她的故事還是具有顯著的影響。那個女孩和她的父母給了我們一個重要的啓示：絕對不能拒絕給予腦部受到損傷的患者復原的機會。這就是爲什麼我們要啓動自己的復健計畫，提供許多方法來刺激意識不清的年輕病人，除了孩子本身，計畫協助的範圍還包含他們的父母。我們會花時間找出家屬在乎的優先順序，並向他們解釋恢復的可能，以及他們能爲我們提供的幫助。

我知道那時候什麼方法都幫不了這個小女孩，因爲她缺氧的情況實在太嚴重了。我從來沒看過有類似情況的病人出現過一絲復原的跡象。但我確實學到了寶貴的一課：永遠不要剝奪父母的希望。我們設定的期望值一定要合乎現實，但我們也絕對不能讓他們空手而回。

38 屏障

那些曾經從她生命中消失的人來參加她的葬禮，是為了替自己的罪惡感贖罪。

——雨果．范德威登，護士

她總是叫我約翰，以爲我是那位當時住隔壁的男孩——她十八歲時暗戀的對象。要是她抓到我跟其他女性聊天，總會表現出她的嫉妒。但除此之外，我們相處得很融洽，她身上有一些我很喜歡的特質。她的記憶已經嚴重退化，在她的腦海裡，她又成了一個年輕女孩。那一定是她人生中既快樂又活躍的一段時光，至少，那就是我的印象。我們會隨著荷蘭民歌歌手曼克．奈利斯的音樂在病房裡跳舞，再一起享用一杯風味奇特的蛋黃酒①。

她沒有什麼訪客。只有她的小孩偶爾會過來，其餘時間她多半都是孤伶伶的一個人。在跌倒而導致髖部骨折之後不久，她就過世了，我和護理之家的同事一起去參加葬禮。讓我驚訝的是，大教堂裡的人多到爆炸。我環視人群，有點納悶在過去幾年他們都去了哪裡。除了她的小孩之外，我從來沒看過教堂裡的人曾出現在護理之家。

有很多人上臺致詞、回想美好的回憶，對一個人來說，他們把她最後在護理之家的那幾年形容得很悲慘。所以我們曾經共有的時光——那些她確實很開心、我們也玩得很高興的日子，卻這麼輕易地被一筆勾銷，寫成既可悲又不幸，爲此我感到很受傷。當然，她也曾經歷過悲傷的時刻，但通常只是因爲她太孤單了。在大教堂裡，那樣的悲傷卻體現在所有保持距離這麼久，卻又突然出現，表示最後敬意的人們身上。

我在腦海中一一鎖定在教堂裡出現的大量臉孔。一開始，我很生氣，但後來當我開始念社會學的時候，才發現這個故事不只如此。事實上這些人從來沒去過護理之家，至少有部分原因是跟照護機構本身的文化有關。如果你希望人們會走進機構，就得創造一個讓外界覺得舒適自在的環境。醫護領域目前的重點還是比較放在個人身上，也就是病人。感覺就像是我們對於把住民的社交圈包含進來這件事感到無能爲力。有很長一段時間，護理之家就像是某種堅不可摧的堡壘，探訪時間非常有限，家屬也只能保持一定的距離。雖然幾十年前就已經門戶大開，許多機構周圍的屏障似乎還是太高。幸運的是，有很多方法可以改變這個狀況。

我想到的另一件事則是，每一個去教堂參加葬禮的人，各自一定都曾在與那位女性的關係裡遭受過一段小悲劇。在某個時間點，他們所有人，基於個人的理由，都做了有意識的決定要保持距離。失智症會讓人變得不按牌理出牌，往往會讓其他人有所遲疑而不敢靠近，同時這也會讓人感到很不安，使得朋友和熟人不知道該如何應對，意味著得了失智症的人將會變得越來越孤單。這點他們也知道，我很確定——他們都知道自己的朋友和家人正慢慢地，且很肯定地跟他們漸行漸遠。

每過一段時間，這位女士就會確實意識到自己在護理之家裡。每當她回想起來，就會很難過，而我們也會盡力安慰她。我懷疑她的人生早在住進來接受照護的前幾年，就慢慢開始崩潰了。一個接一個地，教堂裡的所有人一點一點地從她的人生中流失，那對她來說一定很痛苦。而失智症最大的悲劇就在其中，在於我們整個社會如何應對這種疾病，得了病的人們不再被認眞看待，他們自己也知道。也許這就是那間教堂會人滿爲患的原因：那是某種形式的補償，那些曾經從她生命中消失的人來參加她的葬禮，是爲了替自己的罪惡感贖罪。

① 是由雞蛋、糖和白蘭地調製而成的荷蘭傳統酒精飲料，質地濃厚像醬，口感如奶油般柔滑，多半用作雞尾酒或冰淇淋等甜點的配料。

39 哄睡

——喬斯特．德倫斯，腸胃科醫生

遇見他的時候，我還在修基礎課程。他的年紀大約四十多歲，一生過得很艱困。出生在一個不健全的家庭裡，他被送去寄養家庭，最後成爲社會邊緣人，還染上了毒癮。他就是在那時候感染C型肝炎的，那是一種病毒性的肝臟感染，所以他才會來到我的診間。當年這種病只有一種治療方法，但卻會伴隨著嚴重的副作用，而且在他的情況上也證實是無效的，所以他只能把所有希望寄託在發現新的治療方法上。我很少遇過一個病人能這麼堅持不懈地尋找治療方法，他爲自己進行了研究，我們在看診時的見面也幾乎成了技術討論會。每當我參加研討會回來，他總會問我：「怎麼樣？有任何消息嗎？」

隨著時間過去，我開始明白他身上背負的重擔。他的許多老朋友都曾經歷過跟他類似的生活，最後都死於肝炎。他曾經目睹病毒可以造成多麼殘酷的後果，尤其是在他最好的朋友身上，後者的肝臟和腦部最後都被完全破壞了。他說：「這不能發生在我的身上。」他很害怕會面臨同樣的結局。

幾年前，市面上出現一種新藥，在幾個月內就成功抑制了病毒。我高興地告訴他這個消息，但以他的情況來說，又一次，那種藥就是沒有效。結束療程之後，病毒卻又回來了。當另一種替代藥物也沒幫助的時候，他整個人垂頭喪氣。接著去年又推出了第三種藥物，針對的正是我們知道存在於他的肝臟裡的那種病毒。一開始似乎有效，但之後他卻又出現新的症狀，所以我做了超音波檢查。我現在都還記得出現在螢幕上的影像：他的肝臟亮成一片，全部都是白色的、閃閃發光。我簡直嚇呆了。後來電腦斷層掃瞄檢查也證實了診斷——他得了肝癌。

五週前他住進了安寧病房。我過去看他，他對肝臟狀況的看法倒是很樂觀。我向他坦承，這幾年來陪著他、引領他前進的過程中，我的注意力並不夠。我應該要更早進行超音波檢查的——通常對所有的病人我都會這麼做，但在他身上，我卻因爲一些理由而忽略了。

我現在才明白爲什麼——因爲我們兩個好像默默地訂定了某種協議，要永遠去除他身上那種兇惡的病毒，這種病毒就像是長在我自己身上一樣。我實在太專注在那個單一目標上，深信我們絕對可以做到，以至於讓我的執念把其他的想法和可能性全都變得黯然失色。

他問我：「如果早一點做超音波檢查，情況會不會有幫助？」我說：「也許不會。」因爲他從來都不想動手術，更不用說是接受肝臟移植。但他的病還是讓我變得謙卑。我已經學到，除了一定程度的專業距離，抱持不受限的觀點永遠都是必要的。同時我也對疾病產生了眞實的敬意，明白它們是怎麼等待良機，就像一個伺機而動的刺客，等待出其不意的時刻，撲向他們的受害者。

他曾經告訴過我，他爲自己能夠戒菸感到多麼驕傲。那是他最後一個要戒掉的癮，那眞的是一段很辛苦的過程，但也應該標記著他全新生活的開始。但他現在面臨的卻是幾年前最一開始就緊抓住他的恐懼——他很快就會死，就像他所有的朋友一樣。但我卻沒辦法保護他。他現在希望能夠堅持到底，活得越久越好。我們會透過WhatsApp保持聯繫，「謝謝你的訊息，喬斯特。」最近他這樣回覆我，「我在這裡過得很自在且開心，就在河邊。有時候我還會想起你。」

40 保持掌控

——安琪拉．馬斯，心臟科醫生

是她教會了我，身為醫生，有時候你能做的就只有專心聆聽，聽病人真正的心聲。

她愛貓成癡，有一個愛她的女兒、好鄰居、美好的家，過著她想要的生活。當我檢查出她的主動脈瓣膜有嚴重的異常狀況時，她的反應很堅決：不要動手術。她的年紀大約七十歲，生活相當活躍，手術結果看起來很樂觀，但就是沒辦法改變她的主意。她一年會來醫院做追蹤檢查兩次，所以至少我還可以密切關注她的情況。我偶爾會用超音波檢查她的心臟狀況，並用藥物控管任何出現的症狀。一開始她就直接切入主題，不僅簽署了不施行心肺復甦術意願書①，還提出了安樂死宣言。每次來回診，她都會要求檢查、確認我手邊還留著這兩個檔案。

事情就這樣順利進展了好幾年，我幾乎就要開始相信，我們已經做了對的選擇。儘管超音波顯示瓣膜正在嚴重變窄，她卻還是很滿意自己的決定。有一天早上，在她興高采烈地走進我的診間接受檢查之後，她突然變得呼吸困難。努力吸氣的同時，白沫從她的嘴角呈點狀湧出。要是她當時在家的話，一定早就死了，但她就在那兒，在我的眼前即將窒息而死。我知道她反對任何醫療介入行爲，但天啊，雖然已經討論過無數次，醫生還是會本能地採取行動、決定急救。她是自己用兩條腿快樂地走進來的……我一定不能讓她躺在棺材裡被抬著離開吧？

我決定幫她插管接上呼吸器，希望這次能夠恢復。當時她還有反應，當下也同意了。然而，一把呼吸器插上去，情況卻變得非常明顯——如果不繼續插管，她就再也活不成了。

她喉嚨裡的管子意味著她沒辦法說話，所以她透過手勢和她寫下來的想法跟我溝通。就跟以往一樣堅決，她說：「這不是我的意思，這些急救行爲必須停止。」

放手讓她離開眞的很難。我一直都知道她的意願，卻還是幫她接上了呼吸器。我當時一定覺得不堪負荷，只好屈服於我自己的醫生本能，違背了我更好的判斷，我當時是希望她能夠撐過去。我那樣做錯了嗎？我向她的女兒表達了我的疑惑，後者說的話讓我覺得安心多了，她說她的母親並沒有生我的氣。

那位女性自己決定了拔除呼吸器的日子。她的遺願也一一被實現了：她希望能再見自己的貓最後一面、再喝最後一杯酒。她就這樣平靜地離開了，臨終時貓就在她的床腳，床頭櫃裡還有一瓶酒。幾週後，我收到她女兒寄來的一封感人的信。她在信裡寫到她非常同情我，她看得出來，這個情況讓我有多掙扎。她說一切結束的方式讓她很開心，因爲這讓她有機會能跟母親說再見。

永遠要尊重病人的決定，這是我在這位女性身上學會的一課。即使病人的選擇完全和你自己的背道而馳。病人並不是我們的所有物，他們並不屬於我們，也肯定未必會同意我們應該盡自己的力量做想做的一切，只因爲我們可以做到。雖然這個觀念目前已經有比較多人可以接受了，醫生和病人現在也會做出共同的決定，但我十五年前遇到她的時候，醫生往往還是掌控一切的人。

從那時候起，我從來沒有忘記過關於她的記憶。是她教會了我，身爲醫生，有時候你能做的就只有專心聆聽，聽病人眞正的心聲。

---

① 是由意識清楚之病人本人簽署，並需兩名見證人副署的文件。代表了簽署人於病程進入末期時，選擇不接受心肺復甦術的意願。至於是否爲疾病末期，則需經由兩位專科醫生判定。

41 爲母則強

——弗雷德里克．艾曼，婦科腫瘤醫生

我實在不敢想像，
還有什麼會比在你自己的健康和孩子的生命之間做出抉擇更折磨人的決定。

莫妮卡被診斷出得了子宮頸癌的時候，已經懷孕超過四週。從那一刻起，一場在她體內關於生死之間的戰役就此展開。治療癌症需要拿掉她的子宮，也意味著得失去她的孩子，而且這已經是第二次了：幾年前她的第一個孩子是早產兒，最後沒有活下來。而現在切除子宮雖然可以拯救她的性命，卻會讓她永遠無法再生孩子。

她不斷央求我，問我有沒有任何方法可以救她的孩子。如果會影響她自己的治療，那就這樣吧，她已經準備好要冒險了。癌症是在偶然的情況下確診的，因爲一位護士在產檢時發現狀況不太對，當時莫妮卡根本還沒出現症狀。正因爲她懷孕了，才有機會能及早發現癌症，所以她也希望能有機會回報：對她還沒見過、但已經在不知不覺中救了她的命的孩子表達謝意。我實在很同情對面坐著的這位年輕準媽媽的遭遇。

醫療文獻能提供的資訊極少，但很寶貴——只有少數幾個病例顯示，懷孕期間進行治療的癌症病患，最後有成功生下孩子。於是我們知道這是可能的，但關於活下來的孩子的健康狀況，或是母親後來的發展，並沒有任何統計數據。我們只有幾天的時間可以決定，儘管不確定性相當高，我們還是決定冒險一試。切除子宮的時間被延後了，莫妮卡開始接受化療以控制腫瘤，一直到她的孩子夠大到可以生下來。

懷孕滿三十二週後，她生下一個男孩。孩子一出生，我們就立刻在手術室裡切除她的子宮。結果證明小孩既開心且健康，這讓我們有勇氣能再繼續幫助其他懷孕的癌症病患。每當我們院裡有病人生小孩的時候，我都會立刻去探視她。每次確認孩子沒事之後，我就會安心地離開產科病房。

有很多醫生覺得我們這樣冒險是沒必要的，但因爲擔心可能會出現的問題，還是會把懷孕的病人都轉介過來。然而隨著時間過去，他們也漸漸地不再保持沉默。我們一直持續監控曾經照顧過的母親和孩子的健康狀況，現在也已經收集了許多數據，證實在子宮裡的孩子其實比我們想得還更有韌性。在他們出生之後的前幾年，這些孩子的發育狀況和其他孩子相比幾乎是不相上下。在這段期間裡，其他醫生也逐漸對母親和孩子的情況有更多了解，現在只有需要額外資訊或建議的時候才會來聯絡我們。

這就是一位母親如何影響上百位其他懷孕婦女的故事，因爲她有勇氣冒險，只爲了保全她還沒出生孩子的生命。因爲莫妮卡的激勵，我們還發起了跨國的研究計畫，催生了現在我們用來幫助其他母親的資料庫。我實在不敢想像，還有什麼會比在你自己的健康和孩子的生命之間做出抉擇更折磨人的決定。得了癌症的準媽媽過去曾經毫無選擇，只能終止懷孕或是提早引產生下孩子。多虧近幾年來收集到的數據，這類的悲劇現在經常是能夠避免的。幾乎可以說，我們是在鬼門關前救回孩子。

莫妮卡的癌症現在已經痊癒，她的兒子今年已經十五歲了，是個非常健康的孩子。每隔幾年我們就會舉辦「家族聚會」，讓所有從我們的病房裡「畢業」的母親和孩子一同團聚，莫妮卡每次都會出席。上一次，我和一位到聚會裡尋求勇氣和建議的年輕準媽媽談過。她還沒開始做化療，但是一看到這麼多孩子開心地跑來跑去，她心中的疑慮立刻就消失了。

42 最後決定權

——科爾斯．范德恩，小兒肺科醫生

有時候生命就是會無預期地延續，而其他時候卻會從我們手中溜走。

保溫箱裡的那個男孩已經為自己的生命跟死神奮戰好幾天了。他得了唐氏症，還在出生後幾天就受到嚴重的感染。我們幫他插管並接上呼吸器治療，除了用來對抗感染的抗生素之外，我們還幫他施打了心臟藥物，好讓他的血壓維持平穩。每天我們都會提高治療的強度，在那個脆弱的小男孩周圍提升技術火力，但治療的強度卻高到讓我不禁懷疑，這樣做到底對不對。然而一切的治療似乎都沒有任何差別，每過一天，他的情況就變得越糟。到了第五天，我在十一點結束輪班時，特別到他的保溫箱前道別。當時我心想：應該就這樣了吧，明天你就會離開，我再也見不到你了。但是隔天早上當我回去上班時，他還在。才過一個晚上，他的情況突然就好轉了。

幾年後，在一個星期日下午，有個四歲的男孩被送進加護病房。那是個快樂、健康的小傢伙，在祖父家後院玩的時候不小心跌進池塘裡。他落水好一段時間後才被發現，但急救人員還是想辦法在前往醫院的救護車上幫他急救。他的心臟雖然恢復了跳動，卻陷入了昏迷。我們花了一整個下午搶救他，幫他接上呼吸器、按摩他的心臟，還注射了很多藥物。我害怕他撐不過這一關，但讓我驚訝，同時也鬆了一口氣的是，他後來恢復意識了。他張開眼睛、脫離呼吸器。那天晚上我也同樣跑去站在他的床邊。我的輪班已經結束，只是順道過去快速打聲招呼。接著，就在我的眼前，他的心跳停止了。我們盡了一切的努力，還是回天乏術——他就這樣死在我們的面前。

對我來說，這兩個男孩合在一起，才算是我的「那個病人」——三十年過去了，我始終忘不了這兩個男孩的故事，因爲他們清楚地代表醫生必須應對的極端情況。接手治療他們的時候，我還在實習，是他們讓我確定往後執業生涯的原則。對於我身爲醫生的角色，他們教了我很多。

這一行的新進人員往往相信自己能夠改變病人的生命，認為治療、藥物和手術可以造成改變，而且自己的行動很重要。但其實你最終會領悟到，自己並不是全能的，你沒有辦法支配所有過程，有時候你根本無能為力。第一個男孩，我們盡了全力治療，儘管似乎都不得要領，他卻活了下來；而第二個男孩，我們也同樣全力搶救，卻出現完全相反的結果。這就是醫生們面臨的現實。我們擁有一切一流的技術可以幫助病人，也肯定可以讓我們成就非凡。但是現實的情況是，有時候生命就是會無預期地延續，而其他時候卻會從我們手中溜走，我們根本不可能知道關鍵時刻是什麼時候。

新進醫生必須明白，醫學對生命的影響力是有限的。就這點來看，這兩個孩子都能做為我的參考要點。是這兩個男孩讓我明白自己的渺小，向我證明對生死擁有最後決定權的是上帝，而且我們都該對自己可能做出的貢獻保持謙卑的態度。

43 具有感染力的笑聲

——瑪麗荷西．范德魯梅爾，有特殊需求兒童的醫生

我們的目標，是合力為這群人創造他們所能享有最棒的人生。

我是他在日照中心的醫生，那時我才剛開始當醫生不久：一個十五歲的男孩，患有嚴重的多重障礙。他的智力相當於兩歲小孩，還有嚴重的腦性痲痺，經常會癲癇發作，但他是個很開朗的男孩，笑起來相當有感染力，只要聽到他在笑，我的臉上也會跟著出現笑容。

有一段時間，他的體重開始下降。在得了嚴重痙攣的孩子身上，這是常有的情況，因爲就某方面來說，他們就像頂尖運動員一樣：他們的肌肉會經歷頻繁的身體壓力，會需要大量的營養，尤其如果他們的身體還在發育的話。我們增加了他的熱量攝取，他的體重稍微增加了。情況似乎改善了，我也很高興。

後來有一天他不再笑了。他失去了自己一貫的開朗特色，越來越常哭，但完全沒有表現出有什麼不對勁的跡象。因爲他只認得幾個字，所以也沒辦法告訴我們到底問題出在哪。整個醫療團隊都被叫了過來：行爲專家、語言治療師、物理治療師，所有人都想弄清楚到底怎麼了。他是受到過度刺激，還是刺激不足嗎？是家裡有任何改變嗎？他坐輪椅的時候是舒服的嗎？但看起來沒有任何異狀。我檢查過他的身體，卻還是束手無策。直到最後有人注意到，他的吞嚥非常困難。

一般來說，我們不用多想就會吞下食物，但我們卻沒有發現，吞嚥需要用到的肌肉還比走路時多。他的痙攣情況就意味著，光是吞下一小口食物，他就得嘗試四、五次，因此每吃一頓飯都是極爲累人的事，使得他會需要時間在事後恢復體力。他的一整天不是吃就是休息，表示他再也沒有剩下的時間或體力能夠去做他喜歡的事。我們跟他的父母談過之後，決定要幫他做胃造口，將灌食管道植入他的胃部。結果證實這是個正確的選擇：他的心情好轉了，也很快就恢復成過去那個開朗的自己了。

六個月後，我在輪班結束後順道過去日照中心，當時正在進行一場音樂表演。我觀察房間裡的父母和舞臺上的孩子，他們的特殊需求全都顯而易見：琳瑯滿目的輪椅、得了痙攣的孩子戴上安全帽，這樣就不會傷到自己。那個男孩就在他們當中，忘情地彈奏樂器。

這時有一個孩子跑向我。他驚訝地說：「瑪麗荷西醫生，妳在這裡做什麼？」他看看四周，把視線焦點定在舞臺上，問我：「這裡沒有人生病，對吧？」

是在那一刻我才領悟到：這就是我從事這份工作的理由。那個孩子對疾病的概念跟一般人有很大的不同，對他來說，「生病」的意思就是躺在床上、感到絕望。但是在舞臺上的那個男孩，儘管他經歷了這麼久的醫療掙扎，卻還是好好的。他這番話清楚地歸納了我們這份工作的一切。這跟當個平常的醫生不同：我們沒辦法治好智力障礙，但我們能夠試著減輕它們引起的症狀。我們的目標，是合力爲這群人創造他們所能享有最棒的人生。

那已經是很久以前的事了，那時我才剛開始當醫生，但是我從來不曾忘記那天下午的記憶。再一次，那在舞臺上迴盪、充滿感染力的笑聲，還有那個孩子說的那段話，就像水晶一樣讓我清楚地明白：這就是我的心之所向。

44 鬥士

——迪克．提伯爾，加護病房小兒科醫生

有時候你只需要耐心等待情況改變，而不是大張旗鼓地出手干涉。

她一出生我們就發現了：臉部扭曲變形、眼窩過淺、眼睛凸出。克絲汀患的症候群導致她頭骨的顱縫過早癒合，在頭骨內留下的生長空間太小，因此影響了她的臉型發育。同時她的氣管也嚴重變形，所以我們必須在她的頸部插管，讓管子伸到她的喉頭底下，讓她可以呼吸。

她出生的第一年就已經動過好幾次手術，好幾次情況都很危急，當她在救護車的警報器及警示燈中被送來的時候，我們都很懷疑她能不能撐過去。在她氣管周圍的軟骨沒有發育完全，這個罕見的情況簡直讓我們所有人傷透腦筋。我們諮詢過全世界的專家，卻沒有人能夠確定什麼才是最好的治療方法。每隔一段時間我們就得替換她氣管裡的管子，每次操作的時候，我們都很害怕可能的後果。

儘管動過許多次整形與重建手術，她臉上的異常卻還是很明顯，明顯到不論她去哪裡，人們都還是會驚訝地盯著她看。她母親告訴我，她曾經在街上看到一個公車站牌向乘客宣導要有好看的容貌。她女兒當然可以感受到這種來自外界的判斷，還有在她背後的耳語。對於一個正在成長中的小女孩，那感覺一定很難受，心裡會充滿疑惑，像是「我要怎麼交朋友？」「我應該去參加派對嗎？」「我有可能交得到男朋友嗎？」但漸漸地，我變得非常敬佩她的生活態度。她是個開朗的女孩，而且她臉上的表情就像是在對別人說：「沒錯，這就是我看起來的樣子。有什麼問題嗎？」

她最後成了一名護士，原本還想加入加護病房跟我們一起工作。就某方面來說，這裡早就成了她的第二個家。但她經歷過的無數次動盪的手術史，卻意味著現在她身上帶有能夠抵抗多重藥物的細菌，因此很遺憾地，我們不能允許她進到病房。說

「不」實在是太困難了，如果這世界上有一個人不會讓我捨不得給予機會，那就是她了。她現在在一間居家照護集團工作，照顧殘障兒童。

當她還小的時候，總會定期在死亡邊緣搖搖欲墜。數不清有好幾次，我們都心想，就是現在了，她活不成了。但她總會撐過去，一次又一次，簡直就像她才是那個拉著我們向前走的人。但是老天有時候還是站在我們這邊的，當然不是在她出生的那時，而是在更久之後。我們也會定期對自己替她做的治療感到疑惑，她熬過了那麼多次重大的手術，但對於她的外表，卻還得學習能在不友善的外在世界裡活下來。我們都曾經問過自己，之後她會不會對我們記恨呢？她會不會怪我們救了她？但她最終平息了我們所有的恐懼，就像她對抗所有的差別待遇一樣，而且儘管我們有許多疑惑，她卻還是極度感謝我們爲了救她的命所做的一切。她會定期寄明信片給我們，每當她畢業、升到下一個學業階段，或是她去度假的時候。她的父母始終替她感到驕傲，也從來沒有把她藏起來、不讓她見人。

幾年前，我們終於永遠把管子從她的喉嚨取出，再也不用換新的了。整整有二十年的時間，我們都不敢把管子拿掉，因爲害怕醫療上會有負面影響。但結果好得很：

那個開口現在已經癒合了，她又能正常地透過嘴巴呼吸了。這讓我們明白，有時候你只需要耐心等待情況改變，而不是大張旗鼓地出手干涉。

我已經認識克絲汀超過二十三年了，她的故事的主角是一個眞正的鬥士。我從來沒有見過任何病人，能擁有這麼強烈的求生意志。

45 救生索

——里恩．費莫連，神經內科醫生

我漸漸地明白，人們有時候確實需要親力親為地對待。

他是位退休的家庭醫生，也是位作風老派的醫生，總會爲他的病人加倍努力，不分日夜。他告訴我，他經常在吃聖誕節晚餐時被叫走——當然有它的優勢，他眼裡閃耀著光芒地補充說。我曾經擔任他的專科醫生一陣子，但最終他不再需要我的服務了，我就把他轉回到自己的家庭醫生那兒。

三個月後，他帶著新症狀回到我的辦公室。他說最近一直很難走路，但當我向他提出問題，想釐清狀況時，他卻會一直搜索答案，彷彿是當場才捏造出來的。幾個月後，他又帶著另一個我無法查明的問題。當他第三次回來時，我知道一定有什麼不對勁，我覺得有必要對自己的懷疑敞開心胸，所以我非常謹慎地告訴他，我認爲他的症狀可能是想像出來的，他向後微靠，然後看著我說：「你說得完全沒錯。」

原來他只是不想放開我，因爲我是他可以信賴的醫生。他說自己的家庭醫生工作方式非常官僚，每天朝九晚五，只想盡快讓病人離開——這種工作倫理完全跟他自己的背道而馳。儘管他未必是把醫療這份職業視爲「呼召」，他卻眞的相信要把這份工作做好，只靠辦公室的心態是絕對不夠的。他一直都知道可以信賴的專科醫生在哪裡，但他們不一定都在同一家醫院工作。他只會把自己的病人轉介給那些醫生，也會告訴他們原因。現在他退休了，就會面臨失去對這個網絡了解的風險，也知道自己可能有一天會迫切需要它。他相信我總會把他轉介到正確的地方，所以他想緊緊抓住我，就像某種救生索一樣。我告訴他我永遠歡迎他，就只要偶爾過來看看我就好，不需要「發明」任何症狀也可以來跟我聊聊他過去行醫的做法。

我對他有多重要也逐漸變得清楚，有一天早上，我發現了一張巨大的字條，掛在我醫院的辦公室門上：「打電話給心臟科醫生——緊急」。我的病人因爲心律不整而住院，心臟科醫生希望他能服用一些藥物，但他堅決拒絕了。他說，除非費莫連醫生批准，否則我什麼都不會吃。心臟科醫生抗議，說我是神經內科醫生，對心臟問題懂什麼？但我的前家庭醫生很固執。心臟科醫生氣得冒煙，這我完全可以理解。我馬上打電話給他，告訴他一切都很好，不會有問題的。

我漸漸地明白，人們有時候確實需要親力親爲地對待。這年頭的病人越來越覺得自己是獨立的，能夠自己做決定，但眞的是這樣嗎？如果一位前家庭醫生也很難做出判斷，那普通人又該怎麼做決定？沒有可靠數據會放在最明顯的地方等著病人去查詢，醫生和醫院的評價也沒用。病人需要醫生一路上引導他們前進，但除非醫病關係建立在信任的基礎上，否則這是行不通的。這位醫生讓我意識到那樣的信任有多重要。有好幾年的時間，我每三個月就會見到他一次，我一直都很期待。他會告訴我這一行過去的情景以及他的病人——他跟我說的一切軼事都是無價的。我們的見面幫助他保有這樣的想法，我永遠都在他身邊陪他。最讓我開心的是，他一直活到相當高齡才過世。

46 多出來的時間

——沃特·范格芬，肺科醫生

對我們來說看似毫無意義的舉動，卻可能意味著某個病人的全世界。

她跑來找醫生抱怨背痛。但是有誰會懷疑，一個年輕、活潑、平常也不抽菸、才剛二十歲出頭的女性身上，會是這種最糟糕的情況呢？當她回診又抱怨呼吸困難的時候，掃描檢查終於顯示出真正的問題：她得了一種相當罕見的侵入性肺癌，而且已經轉移了。疾病正在摧毀她的身體。她的眼睛看不見了，癌細胞甚至還攻擊她的脊椎，造成她的脊髓損傷。

等她最後來到我的診間時，她已經做過化療和放射治療了。有一種新藥剛被推出，針對的正好就是她這種癌症，我們也打算要嘗試看看。雖然知道這沒辦法治好她，但卻可能幫她多爭取一些時間。

但是治療才開始沒幾天，災難就再度降臨，還是最嚴重的肺炎，抗生素需要一些時間才能發揮功效。她的呼吸道萎縮的情況很嚴重，導致她根本吸不到任何氧氣，我們都明白這意味著什麼：她的呼吸將會變得越來越淺，讓廢棄物都堆積在她的肺裡。除非我們盡快做些什麼，否則那天晚上她就會死。

只有一種方法可以幫助她撐過那天晚上，還有接下來的幾天：幫她插管接上呼吸器，呼吸器的氧氣面罩必須被牢牢固定在她的口鼻上。機器可以幫助病情嚴重的患者控制呼吸，但是會很不舒服，因爲他們往往不能忍受面罩的存在。

她有可能會撐過去，只是機會非常渺茫。坐在她床邊的時候，我心裡充滿了懷疑。如果呼吸器不管用的話，我們就只是在不必要地延長她的痛苦。就算眞的有用，爭取到的時間眞的是有品質的時間嗎？我一心想的就只是：我們眞的是在做對的事嗎？這個女孩本來應該在外面享受人生，和朋友一起去酒吧，過著充滿樂趣的生活，而不是在醫院裡受苦。

我告訴她，情況看起來很不樂觀。她必須很費力才能吸到氣，一次只能說一兩個字，但她還是下定決心。她說：「就這麼做吧。」我已經準備好接受最壞的結果了，但我永遠不會忘記後來發生的事：她撐過了呼吸器的折磨，抗生素發揮了功效，新的癌症藥物也開始產生作用。腫瘤細胞被抑制住了，幾天過後，她稍微恢復了視力，她又可以坐起來，還能移動她的腳，也不再失禁了。

她被准許出院回家，後來她又多活了十八個月——讓她覺得既寶貴又充實的多出來的時間。對這個奮力多活每一天的女性來說，十八個月其實就等同一輩子。

在她病床邊的那一刻開拓了我的眼界。對於她的生命品質，我已經有了自己的定論，但對她來說，品質其實代表很不同的意義。「要是我癱瘓了或是健康情況開始走下坡了，我一定會放棄治療。」這句話說起來看似簡單，但是我們往往是在自己還健康的時候就畫下這條線。我現在才領悟到，我們永遠不會知道，自己準備好要奮戰多久，直到真的出現我們最害怕的情景。

直到真的到了那天，我才明白那條線會開始變換位置。我現在已經知道，做爲一個健康的人，確定那條線的位置有多難，因此身爲一個醫生，評估生命品質開始和結束的位置也同樣不容易。對我們來說看似毫無意義的舉動，卻可能意味著某個病人的全世界。

47 難題

——瑪麗安妮·維希貝斯，產科醫生

這件事教會了我不要以貌取人，
而且我們從來不可能真正預測其他人會做出什麼選擇。

那是她的第一個孩子，一開始其實沒有任何併發症的跡象。她和丈夫前陣子才剛搬進我們村子：他們的工作都很忙，生活過得既充實且活躍，兩個時髦的都市人，忙碌地追逐他們的職涯發展……我得承認，我原本以爲自己很清楚他們是什麼樣的人，因此當我知道他們最終所做的決定時，簡直震驚得不得了。

第一次的超音波檢查，一切似乎都很順利。但懷孕到了第二十週，在鄰近的醫院進行產前檢查的時候，不安的超音波技師卻打電話來諮詢婦科醫生，而後者馬上就診斷出問題所在。尚未出世的胎兒有腹部脫出的問題，在肚子靠近肚臍的位置上有個洞，腸子就從那裡凸出來，懸在外部的薄膜上。同時孩子還有心臟異常的問題。婦科醫生當下的建議是終止懷孕。他表示，情況很嚴重，但還有機會可以回頭。

我知道，有些父母會寧可不要爲了一個有缺陷的孩子冒上生命危險，如果超音波檢查出現任何異常狀況，就會選擇進行人工流產。社會風氣似乎批判也變得多了，而且這幾年來，任何自願選擇生下唐氏症寶寶的人幾乎都會需要爲自己辯護。但對於婦科醫生的提議，這對年輕的父母卻給了堅定且近乎熱情的反應——「終止懷孕是不可能的，沒有討論的空間，那絕對不會發生。就這樣，沒什麼好說的。」

他們的寶寶在荷蘭的解放日出生。是個小女孩，他們爲她取名爲費歐娜。她生產時我無法到場，因爲生產地點在距離有點遠的教學醫院，但後來我剛好在附近參加一場產科醫學會的會議，於是決定無論如何都要順道過去一趟。當我到醫院時，那位年輕的母親還在經歷生產後的恢復期，寶寶則立刻被送進手術房。手術過程其實遠比醫生當初想像得還要簡單。他們成功地將腹部的洞封了起來，發現孩子的心臟異常問題其實也沒一開始猜想的那麼嚴重。那對父母和我之後常常談起這件事，因爲他們採取如此堅定的立場，我自己也從中獲得許多力量。在爲孩子的性命做選擇的過程中，他們散發出一種強烈的訊息，那是許多年輕父母面對某種難題時的反應。現在的產前檢查可以發現胎兒出生之前的許多異常狀況，墮胎在社會上面臨的反對意見也日漸趨緩，就算某個孩子一出生就有缺陷，也並不代表他們的人生就沒有意義。對這對父母來說，「阻止他們的孩子出生」這樣的決定，甚至從來就不會是考慮的選項。

要挺身面對傳達壞消息，或是建議墮胎的婦科醫生，需要很大的勇氣。其實沒人能夠預測會發生什麼狀況，或是缺陷可能會有多嚴重。我一開始就預設在這對忙碌且認眞工作的父母生活中，一個有缺陷的孩子一定是不受歡迎的。我眞是錯得離譜。這件事教會了我不要以貌取人，而且我們從來不可能眞正預測其他人會做出什麼選擇。

我偶爾還是會想要挑戰那位婦科醫生，要他再想想對於產前檢查結果最一開始的反應。他所預測的狀況甚至從來就沒發生：費歐娜現在已經是個活潑、甜美又快樂的八歲女孩。她失去了一側的腹部肌肉，但靠著物理治療的幫助，生活沒有太大的問題，她的心臟異常問題最終也自己消失了。

「只要孩子健康就好。」這年頭的準父母有多常聽到類似的話？這句出於好意的陳腔濫調，往往說起來容易，但當你認眞去思考它究竟是什麼意思的時候，卻會發現這其實是相當可笑的觀點。是這對父母讓我明白，對於孩子的愛能有多大，而且毫無條件。

48 小小的勝利

——喬斯特．米思特斯，護士

這種病並不總是充滿毀滅和陰霾，也有可能創造幸福的瞬間。
是理查讓我明白，

理查過去曾是附近一家醫院的麻醉科主任。他的組織能力是個傳奇，而且在行醫的三十年間，身為主要的手術規畫者，他早已是無法取代的存在。幾年前，他的同事注意到他開始變得健忘，而他也領悟到自己再也無法在腦袋裡記住事情時，決定開始做筆記。之後他太太發現整本筆記本上都是提醒，早在她注意到他出現健忘現象很久之前，他就開始寫了。他健忘的持續時間顯然比她懷疑的還要更久。

他的情況過了好一會兒才確診。有誰會懷疑一個才五十幾歲的人可能會得阿茲海默症？他在門診接受治療了好一陣子，但最終他在家裡的狀況變得無法控制，接著我們便為他在醫院設立了早發性失智症病房。他住院的那天，我們全都站在門口迎接他的到來，整個醫療團隊和他的家人都到了。他走了進來，我們辦了一場盛大的慶祝會。他跟每個人一一握手，謝謝我們來，誰都無法抹去他臉上的笑容。當他太太說他從現在開始會住在這裡時，忍不住哭了出來。他抱著她想安慰她，看起來很幸福，卻不知道她為什麼難過。看到他那樣實在很感人，我當下也覺得很感動。阿茲海默症常會被視為無盡的眼淚谷，但是才過一陣子，他就讓我們相信情況應該是相反的。我們很快就發現，我們低估了他的情況，他其實遠比我們料想得還要難纏。他不但拒絕配合，還常會生氣地回應我想提供的幫助——在他眼中我只不過是個自大的新進醫生，於是我和我的同事只好決定採取不同的方法。這個人，曾經是醫院的高層、職員慶祝會的發起人、聖誕委員會的關鍵人物，甚至是在聚會中負責炒熱氣氛的核心人物，必須得讓他回歸管理的角色。有一次，我一邊盯著他的鞋子，一邊對他說：「理查，告訴我，我們該怎麼做呢？」接著我就任由他對我下指導棋，告訴我該怎麼移動那些物品。我也會給他一罐需要打開的蘋果泥，當他想辦法打開蓋子的時候，就會得意洋洋地咧開嘴大笑。他住院之後不久，洗衣間裡就裝設了新的洗衣機。他會帶著揉爛的報紙走過去，站在那裡對技術人員發號施令——當然手裡還是拿著報紙。他又恢復了活力。每當他看到我們在走廊上隨意討論的時候，總會偶爾加入我們，像在沉思似地點頭，還會幫忙決定該怎麼分工。在我們的病房裡，看過太多原本正值人生巔峰的人，最後卻再也無法理解這個世界。他們通常會有年幼的孩子，卻緩慢地失去自己的父親，或是相守一輩子的伴侶，突然之間卻再也沒人可以陪伴。我們想合力為阿茲海默症的悲劇帶來一線生機。是理查讓我明白，這種病並不總是充滿毀滅和陰霾，也有可能創造幸福的瞬間。失智症的意思其實只是要慶祝每一次的小勝利：因為打開一罐蘋果泥笑得合不攏嘴，就是最寶貴的回憶。

最近他在走去病床的路上，心不在焉地走過頭、沒走進自己的病房。我對他大喊：「喂！你不累嗎？」他回答：「會啊！但你知道嗎？我總會偶爾忘記一些事。」我們兩個都忍不住大笑起來。

49 對生命的熱情

——科·尚恩梅克斯，外科獸醫

我看著她閃閃發光的眼神，頓時之間，我的疑惑全都消除了。

她是在羅馬尼亞出生的，還是幼犬的時候脊椎受過損傷，從此讓她留下嚴重的殘疾：不只下半身癱瘓，還有失禁的問題。一位荷蘭女生救了她，充滿慈愛地收養她，並在家裡悉心照料。她請了一位保母每天照顧她，還訂製了一個特殊的輪椅——是一部小型推車，可以支撐狗狗的後腳，讓她可以到處跑。這個方法的功效只維持了一陣子，直到她那兩條癱瘓的腿開始磨損。它們每天都會在地板上拖行，最後出現許多傷口，接著就開始感染。但是小傢伙並不覺得痛，還會開始咬自己的傷口，因此造成了更多傷害——到了這個地步，就眞的得做些什麼了。

她諮詢的第一位獸醫告訴她可以把那兩條腿截肢，但是費用很昂貴，還有另一個選擇是讓狗狗安樂死，畢竟她的情況已經很糟，未來也顯得極不樂觀。於是主人來找我，希望我再做一次診斷。

一開始聽到這個故事時，我有點半信半疑。坐輪椅的寵物，還有保母，我們還得想辦法治療她？那眞的是對狗狗最有利的做法嗎？我們是不是做得太超過了？

接著她就從門口探出她小小的頭來：那是一隻年輕、精力充沛、淺棕色的㹴犬，臉上掛著頑皮的笑容。她充滿生命力，用她小小的推車衝進診間裡，兩隻不能動的後腳在後面拖著，顯然一點也沒對她造成困擾。我看著她閃閃發光的眼神，頓時之間，我的疑惑全都消除了。這是一隻需要我們幫忙的動物。

我們發起了群衆募資，希望能讓她接受最好的治療。手術本身是免費的，我們只收了材料費，而且我們還找到一位義肢矯具師，願意用很低廉的價格特別爲她訂製義肢。爲了保護後腳的殘肢，並讓狗狗身體的後半部能固定在推車上，這些義肢是必須的。同時我們也對輪椅做了一些額外的調整。手術非常成功。之後她又能在房裡更快地奔跑，因爲實在太快了，有時候她還會被卡住——接著她就會後退幾步，再快速往前衝。看到動物適應情況的能力有多強，實在很令人震撼。

我會對動物表現出強烈情感是常有的情況，但我永遠不會忘記，這隻狗第一次從門縫探頭出來看著我的那一刻。她眼中傳達的情緒如此強烈，從一開始她就擄獲了我的心。這隻興高采烈的小㹴犬向我證明了，在我的工作中，我眞的可以依靠我親眼看到的景象以及我眞實的感受。當然我還是必須維持批判的眼光，我也一直都會理性地思考，極端的治療是對動物最有利的做法嗎？但我還是會讓直覺做我的嚮導。就像動物自己一樣：牠們永遠都會依靠自己的本能。

那隻㹴犬現在已經成了我的固定病人。自從她的主人用繩子牽著她走進我的手術室那天以來，已經兩年過去了，她的身體仍然很強健。回想起我要幫她的主人做出生死之間的抉擇的時候，感覺眞的很沉重。現在我明白我們做了對的選擇，而且每次看到她活蹦亂跳的樣子以及對生命的熱情，感覺努力都得到了回報。

50 驟下定論

——羅伯・史拉潘德，麻醉醫生

這位女性身上意想不到的轉折不只改變了我行醫的方式，也改變了我對生命的看法。

有一天晚上大約十點左右，她被送進急診室：沒有意識、全身是血、臉部重創、身上幾乎沒有一根骨頭是沒骨折的。急救護理人員說這是自殺未遂，她剛從公寓大樓的八樓跳下來，她的丈夫證實了他們的說詞。她立刻被送進了手術室，已經有一大群醫療人員集合起來要搶救她的生命。

當時我才剛在麻醉科實習第二年，但已經可以獨立值班，所以我負責監控她在手術檯上的狀況，同時外科醫生們也整晚不停爲她的傷勢奮戰。手術室裡有家醫科醫生、心血管外科醫生、整形外科醫生、耳鼻喉科醫生、神經外科醫生、牙科醫生……我從來沒看過這麼多醫生來來去去。那天晚上才過一半，我就開始懷疑這樣做的意義何在。這裡躺著一個試圖結束自己生命的年輕女性，但我們卻爲此聚在一起，盡我們所能地治療她。爲什麼我們要這麼努力？隔天早上八點，有個同事來跟我換班，但外科醫生的工作卻還遠不到結束的時候。

那天晚上六點我回去繼續輪班時，他們甚至還在奮戰。我有點擔心，因爲麻醉這麼長的時間很可能會讓病人有生命危險。我的主管過來看情況時，我向他提出我的疑問，而他也同意極限已經到了：在她被送進來二十四小時後，他們終於宣告停止手術。她還需要插管支持呼吸，但已經完全從麻醉狀態恢復。在那之後，我就再也沒想到過她的事了。

兩個月後，當我到加護病房短暫實習時，我翻著所有病人的病歷，驚訝地發現我自己寫的麻醉報告。它被夾在那位年輕女性的病歷裡，而她還躺在加護病房裡。她得了嚴重的併發症，成功在一些重大感染之後存活下來，但她仍然毫無意識，也還得靠著呼吸器呼吸。我心想，這根本是在浪費時間跟資源，眞是沒必要。

幾個月後，她開始出現逐漸好轉的跡象，我們也決定摘除呼吸器應該是安全的。我們都認爲這是天大的好消息，但跟她丈夫分享這個消息後，我們卻注意到他來探病的頻率開始大幅下降。我們將氣管內管從她喉嚨拔除的那天，她很快就恢復了意識。這是幾個月以來，我們第一次能和她對話。她最先說的第一句話卻讓我們所有人都大驚失色：「是我丈夫把我從陽臺推下去的。」她說。

我們全都嚇呆了。這幾個月來我們一直以爲是她試圖自殺。接到消息的警察馬上趕來醫院，讓她可以正式報案並提出證詞。她的丈夫很快就被逮捕，並承認他是企圖謀殺。

對於曾對她有過的各種負面觀感，我感到極度羞愧。從她第一次手術的那晚一直到呼吸器被拔除的那天，我都一直懷疑她的治療到底是爲了什麼。我眞是錯得離譜，從那一刻起，我對治療病人的態度就完全改變了。那時我才領悟到，無論病人的年紀多大、是男是女、從事怎樣的職業或是之前有過怎樣的病史，也不論是謀殺、自殺或其他的原因，他們都有資格接受我們的照護。這位女性身上意想不到的轉折不只改變了我行醫的方式，也改變了我對生命的看法。現在的我會花時間更深入了解病人的背景，並去探究他們之所以會這麼做的原因。

51 沒時間

在人生中，我們都需要回顧的時間，才能深思並審慎考慮自己的狀況。

——珍妮·德克爾，家醫科醫生

我的同事正在請產假，我已經答應她不在的期間會接手她的一些病人。她只會離開四個月，所以情況看來是可以控制的。但很快地就發現我太忙了，常常得長時間地在醫院工作，再加上我在大學還有研究職位。以後見之明來說，看得出來我當時高估了自己的能力，因爲我只是單純覺得應該能應付得來額外的工作量。

就在那四個月期間，有位老太太來看我，我跟她很熟——她的丈夫在幾年前過世了，從那時候開始，她周圍就籠罩著一股悲傷的氣息。她注意到自己坐的凳子上有血，告訴我她覺得可能是痔瘡，這是她之前就有過的狀況。我幫她檢查了一下並查看她的症狀，僅止於此。之後我才發現那時我覺得她的臉色有點蒼白，但我很快就推翻了這個想法。我當時實在太忙了，沒辦法妥善考慮到，她整個人看起來很不舒服，再加上我排定的行事曆已經遠遠超過我擁有的時間。我心想：她也許只是吃得不好。如果生活變得不像過去那樣有趣，其實也不足爲奇。

在那之後我又見過她一次，她是來檢查血壓的，但沒再提起自己的出血狀況。其實我應該要問她情況怎麼樣的，但我卻很高興看診的時間很短，因爲這樣我還能保留一些休息的時間。之後，她告訴我，她注意到我看起來壓力很大，但她是個老實的北方人，也是個話不多的女人，從來就不喜歡對別人發牢騷。

幾個月後她又來看診，看起來很累，體重也下降許多。結果證實她有貧血的問題，後來的大腸鏡檢查也揭曉了原因：大腸癌。已經轉移到肝臟，早已回天乏術。

走去告訴她診斷結果的時候，我感覺好像要去參加自己的葬禮。前一天晚上我一直睡不著，覺得非常內疚，我竟然沒有立刻安排檢查。雖然早一點發現可能也不會有任何不同，我是這樣安慰自己的，但其實還有一些跡象是我忽略的。

我原本預期她會責怪我。但事實上，她的反應正好相反：她看得出來我有多沮喪，還開始試著鼓勵我、想讓我振作起來。她說：「醫生啊，不要責怪自己，不需要那樣的。」她個人對這個情況沒什麼不滿，她一直是一個人，而且也年事已高，在她的丈夫過世之前，早已過了心滿意足的一生。

頓時之間角色轉換了：我原本是來安慰她的，現在我卻成了被安慰的人。她說的話讓我鬆了一大口氣，她展現出來的憐憫之心實在很了不起。但我同時也領悟到，我一直自願承擔的壓力，正是讓我警覺性不足的原因。這位老太太也教了我寶貴的一課，就是需要對自己的界線更加嚴格。我找到了一位良師益友，幫助我領悟到，我不只應該學會更常說「不」，而且減少工作量也總是會帶來更好的品質。

現在，每當我最後承接了太多工作的時候，總會回想起那位來自北方的特別的病人。是她讓我明白，在人生中，我們都需要回顧的時間，才能深思並審慎考慮自己的狀況。

52 安詳感

——珍・拉威瑞森，老年科醫生

好的醫生不只要知道自己何時應該開始治療病人，也要知道何時該停止治療、該用怎樣的方式停止。

她已經無意識地躺在護理之家超過五年了：一個才剛四十歲出頭的女性，先是發生嚴重的意外，之後又在醫院裡得了併發症。三十年前，當我還是個剛開始看診的年輕醫生時，像她這樣的病人會躺在裡面的房間裡，到處都是。他們是被遺忘的一群，在醫學的視野裡是完全隱藏而看不見的。他們的人生已經沒有希望了，有時候卻可能會持續二、三十年才結束。

白天的時候她的眼睛會張開，但是我們不能和她有所接觸。因爲她常常會躁動不安，也經常不受控制地突然大哭。儘管物理治療師非常努力地幫她做復健，她的手臂、手指和腳趾都還是變得僵硬而不容易彎曲。我們會透過鼻胃管幫她灌食，但她經常會被大量的黏液嗆到咳嗽，偶爾還會咳出血來。每當她咳出血的時候，就會開始大口呼吸，臉色也會變得鐵青。我們很怕有一天她會窒息而死，人生將就此劃下慘無人道的句點。

得經常把管子放回鼻腔裡變成一種折磨，所以我們考慮了另一種選項：幫她做胃造口，直接將灌食管道插入到胃部。但這需要動手術，而且我們也很懷疑，這眞的是對她最有利的方式嗎？我們會不會只是在延長她的痛苦呢？我們詢問過她的家人和家庭醫生，他們的回答很清楚：「不必要地延長生命，絕對不會是她想要的。」

我們還問過每個人的意見，包括跟我共事的醫生、整個病房團隊、宗教師、倫理學家和法律專家——最後決定不進行手術。同時我們也取得共識，下次管子又掉出來的時候，就不會再把它放回去。我告訴家屬最後這部分是我的決定，因爲繼續進行治療實在一點意義也沒有。

像這樣終止治療，我們都不確定自己的行爲是否具有正當性，當年沒有任何已知的病例或是法律上的前例可以做後盾。我還記得護士把我叫過去，說管子又掉出來了的情景。我們這幾個月來的討論，最終還是到了這一刻，而我現在終於得用行動來證明了。我坐在她的床邊，只有我一個人，對她解釋我接下來打算怎麼做。我需要知道自己已經準備好要接受這個決定的後果，並且堅持完成它。那是我最後一次試著和她接觸，我告訴她，我很確定這會是最好的選擇。

就在那時候，她的臉上出現的表情，讓人感到深切地安詳。一個星期後，她就平靜地過世了，那是她因爲意外變得無意識的六年後。她的家人很傷心，但感覺也替她鬆了一口氣。隨後而來的法律調查也得出結論：我們確實已經做了所有必要的治療。

這位女性非凡的故事改變了我對醫療的看法。在她床邊的那一刻，我問了自己每個醫生都應該問的最基本的問題：「我應該要怎麼做，才能最大限度幫助到她？」「在我做爲一名醫生的能力範圍內，我還可以再爲她多做些什麼？」這些問題的答案和它們隱含的結果，改變了我看待醫療這份職業的方式。與其問「我停止治療的作法具有正當性嗎？」不如把問題換成「身為一個醫生，在沒有任何具體目標，也不知道病人是否會同意的情況下，我還應該繼續治療嗎？」從那時候起，我們也開始訓練護理之家的醫生去做這類的決定，進行相關研究，現在也會深入去探討，對長期意識不明的病人來說，什麼是最好的照護方式。

也正是這位女性，以一個家庭的母親身分，開創了一片新天地。是她讓我明白我們所做的工作的本質、當一個醫生真正的意義到底是什麼。她也教會了我，每一天我們都要問自己：「我們的行動眞的是值得的嗎？」好的醫生不只要知道自己何時應該開始治療病人，也要知道何時該停止治療、該用怎樣的方式停止。這就是我很久之前從這位病人身上學到的。有時候，最好的決定很可能是什麼也不做。

53 拒絕

——蒂妮克．威斯特迪克，醫療社工

愛只是需要時間——而且到最後，正是時間完成了美好的任務。

打給我的護士聽起來有點激動，簡直可以說是驚慌失措。她剛剛協助完一場生產，生下來的寶寶得了唐氏症。她說：「你得立刻過來，那位母親拒絕跟孩子有關係，她不想要她。」產科病房在醫院的六樓，我衝進電梯，只有幾分鐘的時間可以思考。我該怎麼做呢？我其實根本無法預期會遇到什麼狀況。

我走進病房的時候，那位母親背對著嬰兒躺著，甚至拒絕看她。那位父親大步向我走來，甚至還沒來得及自我我介紹，就吐出二十年後回想起來仍讓我起雞皮疙瘩的一句話：「這隻鳥必須離開牠的巢。」

我轉向那個孩子，是個小女孩。護士焦躁不安地來回踱步。她一直試著說服那位母親，向她解釋得了唐氏症的嬰兒也可以是可愛又甜美的孩子，但是都沒有效。

一開始我先平靜地和那位母親談話。雖然她一定很難過，但就絕大部分而言，她其實是很生氣的。在她懷孕的整個過程中，一直覺得有哪裡不太對勁，感覺她的孩子有某種異常狀況，但是護士一直都不理會她的擔心。那年頭其實很少有機會進行產前篩檢：她很年輕，產檢也沒有顯示任何問題，所以沒必要進行任何進一步的調查。但現在結果卻證實一直以來她都是對的，爲什麼護士不肯聽她說的呢？她說：「身爲父母，我們沒辦法接受這樣的情況。」

嬰兒必須在兒科病房接受檢查，位在產科病房的下面幾層樓。那位母親說：「好啊，把她帶走吧，越遠越好。」她的態度在醫院上下引起了一片衝擊，醫生跟護士都覺得很憤怒。他們心想，「怎麼可能有母親會這樣拒絕自己的孩子？」他們說：「我們應該打給兒童保護單位，讓嬰兒立即接受監護。」一開始我也被困在一連串的情緒裡，但很快地就轉為疑惑。我想，要是我們能給那對父母一些時間，要是我們能讓壓力解除……也許情況可能會有轉圜的餘地。

一天後，我陪他們到兒科病房去，在那裡，那位母親第一次見到自己的女兒。她只待了三分鐘就打算離開。漸漸地，我試著強化那對父母和孩子之間的連結。我會指出孩子身上的小細節，問他們覺得她長得像爸爸還是媽媽。一開始那位父親受到他太太嫌惡的影響，但漸漸地他也開始發展出一種依附關係。幾天後，他拍下她的第一張照片，這是個里程碑。在那之後，情況就開始好轉了。

「不要太快做出判斷」，是我從這對父母身上學到的一課。一點一點地，我慢慢發現眞正的問題所在。拒絕接受那個孩子的動機，並不只是因為憤怒，還包括了害怕：他們對唐氏症的了解受到嚴重的誤導。他們很害怕等在自己孩子面前的不知道是什麼樣的人生，也擔心自己沒有能力照顧好她。所以我們一起看了一些影片，介紹罹患唐氏症且現在已經比較大的孩子，於是他們一直想像的夢魘也慢慢地消失了。

從那時候開始，我就感覺更有信心能相信自己的專業直覺：我希望的情況總會絲毫不差地發生，最後實現我的目標。這個過程持續了兩個月，而且那對父母最後從醫院接走了他們的女兒，把她帶回家。一年後，感覺就像什麼事都沒發生過一樣：那個小女孩開始會笑、會牙牙學語，他們之間也形成了連結。每個孩子都值得擁有一對愛自己的父母，但我學到的是，有時候這是強求不來的。在她的情況裡，愛只是需要時間，而且到最後，正是時間完成了美好的任務。

54 醫生變病人

——華納．普雷沃，介入放射科醫生

醫生應該要可以展現自己的不確定和不安，承認這一切的表現有多糟糕，然後就坦白地答應，會盡自己的全力醫治病人。

那原本應該只是個快速檢查的。大概整整三個月的時間，我一直不尋常地咳嗽，但並不怎麼留意，我覺得應該是跟壓力有關，因爲當時在工作上遇到一些麻煩的事情。我的家庭醫生懷疑是肺炎，但是抗生素沒有效。當我開始覺得非常不舒服的時候，決定要騎腳踏車去自己任職的醫院做電腦斷層掃瞄檢查。只是以防萬一。

檢查結束後我到結果室裡加入同事們的討論，我的肺部每個橫切面的影像出現在螢幕上——我自己是個醫生，這樣的影像我實在太常看到了。我立刻就能看出問題是什麼：上半部是復原良好的細菌感染，下半部靠左是一個大斑點，右邊還有一些黑點。診斷結果很清楚，我得了肺癌末期。

我經常以同事身分諮詢的肺科醫生，突然就變成我自己的主治醫生。我對統計數據瞭若指掌：這狀況治好的機會很渺茫，一百個病人當中，只有極少數的人五年後還能存活。但進一步的檢查顯示我的腫瘤其實是可以治療的，而且市面上出現的某種新藥對癌細胞的反應也相當好，於是我爭取到寶貴的時間。癌症已經復發兩次了，去年夏天我的肺部有一部分被切除，一個月前我又接受了放射治療。

整整有十六年的時間，我每天都會治療癌症病人，現在我自己卻成了病人。自從親身經歷過病人會經歷的一切過程之後，我就改變了。我現在才明白，醫生根本就不明白病人的感受。我們往往會站在醫療的角度，一切的重點就只是在對抗疾病。比如說，對我們來說，定期插入空針到病人體內，從肺臟或腎臟抽取組織，以確認癌細胞對治療的反應，是相當平常的事情。最近我剛接受過這樣的切片檢查，是由一位跟我交情很好的同事操作的。實在太可怕了：我沒有選擇，只能躺在那裡、完全投降。

我們說的每一句話、做的每一個動作，都會對病人產生難以估算的影響，但這個方面卻往往會被忽略。我覺得有部分原因是我們實在沒時間，但也是因爲我們承擔不起處理病人因而產生所有情緒的代價。手術前我們在他們身上鋪上的綠色布單，界定出來的不只是病人的手術部位，也阻隔了躺在手術檯上的那個人。我們會下意識地推開他們，不管疾病對病人造成的心理影響有多大。我現在終於知道，得了癌症在情緒上是多麼令人疲累的打擊。你會不斷提心吊膽，永遠沒有一刻能安寧。

我一直以來都是一個會哭，也會偶爾在家裡仔細考慮病人情況的醫生。但就算是這樣，我還是會輕易對事情抱持無所謂的態度，只給予病人些許同情，再說一些出於好意的鼓勵話語。但是那都只是空談，我逐漸領悟到，不應該這樣隨隨便便就說出來。不是當事人，就永遠無法眞正知道病人的感受。也許我們應該公開承認這一點：醫生應該要可以展現自己的不確定和不安，承認這一切的表現有多糟糕，然後就坦白地答應，會盡自己的全力醫治病人。

自從我的病確診之後，我還是盡可能地繼續工作。我熱愛我的工作，它能帶給我真正的滿足，也可能是我身上典型的荷蘭式喀爾文主義[①]：如果你還能工作，那就去吧。已經快要三年了，老實說，我一直試著用一種更輕鬆的方式去看待我的預後。當癌症復發的時候，我覺得整個人都垮了——我一直都覺得自己比那樣的狀態還要幸運。

「我們會讓你再跟我們相處一陣子。」肺科醫生說。「我覺得再多留個十年左右應該還不錯。」我以前也會對病人這樣說，但現在聽到這句話，眞的覺得超級難過。

---

① 爲闡述喀爾文的神學理論與宗教制度的一種思想體系。喀爾文爲中世紀宗教改革運動中的二位主要領袖之一，另一爲馬丁·路德。

55 怕死

身為醫生，我們通常會學習如何幫助病人活著，但是我們幾乎從來沒學過該如何幫助他們死亡。

——安妮·史貝肯斯，心理醫生

我被叫到他的病床邊，因爲他覺得很焦慮且憂鬱。他還很年輕，才四十出頭，因爲嚴重的心臟疾病引起的呼吸困難而住進加護病房，醫生們覺得他需要鎮靜劑，但又不想妨礙他的呼吸，我就是從這裡開始介入的。當時我才剛考完期末考，以醫學院畢業生的身分在醫院的精神科病房服務。

他的病歷足足有三公分厚，我幾乎沒什麼時間能了解他的情況。我告訴他為什麼我會在那兒——因為我們希望替他注射一些藥物，幫助他好睡一點。接著他很坦然地承認，為什麼他會很難睡著：因為他很怕死。他說：「如果我睡著了，可能就永遠不會再醒來了。」他想到可能永遠不會再見到太太和孩子，感覺實在太令人不安了，所以很害怕閉上眼睛、讓自己放鬆，擔心這會是最後一次。

當時我嚇得完全說不出話來。加護病房裡從來沒有一個人曾用這麼明顯的方式暗示他可能活不過今晚。我不確定要如何回應，他的孩子還這麼小，而且我覺得這整個情況太痛苦而難以面對。於是我開了鎮靜劑之後就離開了。

隔天早上，我回到加護病房查看他的狀況。我翻找他的病歷檔案，但在平常放的位置卻沒找到。所以我問了其中一位護士。她當時很忙，只給了我簡短的回答，她說：「哦，他昨天晚上死了。」我感到非常震驚。我就站在那兒，整個人呆若木雞，但我周圍的每個人都在四處奔走，已經在忙著處理下一個會取代他位置的病人。這當然說得通，加護病房的病床是一種稀缺的資源，但是我只感到很失落和孤單，那之後我甚至從來不曾跟我的上司提起過這件事，我的處方有開好，那才是最重要的。

那天晚上的經歷，改變了我的醫生職涯。我履行了職責，幫他開了鎮靜劑，但在一個最基本的方面，卻辜負了他：他需要有人在他的病床邊，分享他意識到自己可能活不久了的預感。那時我不知道可以為他做什麼，只是感到很無助、缺乏經驗。

身為醫生，我們通常會學習如何幫助病人活著，但是我們幾乎從來沒學過該如何幫助他們死亡。我們都寧可不去談論這件事，就連在精神病學的範疇裡也不會這麼做。承認死亡的可能，意味著讓你自己能坦然面對其他人的受苦，也願意接受人生是有限的這個概念。自從我完成住院醫生的訓練之後，情況已經改善了很多，但是年輕的醫生還是需要更多的支持，這樣當他們接觸第一位面臨死亡的病人時，才不會崩潰，就像我當年一樣。

三十年前的那個早上，我就已經領悟到：這不是我想要的，我不想被醫療技術困住，而讓我跟真正的連結擦身而過。在那之後，正念就成了我專攻的領域，我深深相信，是這些經驗幫助我做出選擇。

我現在才清楚地意識到，為什麼那個病人對我的影響會這麼深。那時我才剛開始當醫生，充滿了不安全感。在他死後我感到很孤單，我相信這是工作上值得更多關注的一個方面。醫療是一種情緒上相當累人的職業，但現在對於年輕醫生的支持仍然很少。我們應該要多關心彼此的狀態。花一點時間，偶爾跟同事喝杯茶，勇敢地坦承自己的恐懼和脆弱。

56 愛滋病

這件事讓我領悟到，最重要的並不是事實本身，而是它們對病人的意義。

——史文．丹納，內科醫生

護士要我路過去看看他，所以那天下午我毫不懷疑地就走進了他的病房，他只有一個人。幾年前他感染了後來被稱爲愛滋病的新型神祕疾病，他的免疫系統崩潰了，導致眼睛和腦部產生嚴重的感染。現在他還得了皰疹和腸道感染，目前只有還在實驗中的藥物可以治療。我已經和藥商安排好了他的治療，所以他才會住進我服務的病房。

我一到他的床邊，他就問了我一個毫無預警的問題，讓我嚇了一大跳。他說現在已經很相信我了，所以他才會覺得可以自在地要求我，幫忙結束他的痛苦。他說：「我再也不能忍受了，因爲這個病的關係，我已經難過得快死了。」我困惑地回答他：「但是我們正打算嘗試一種新藥，可能可以消除你的腸道感染。」他要我坐下來好好看看他，他說：「我幾乎已經看不見了，也在床上躺了好幾個月，就連皮膚也裂開了。如果不吃強效止痛藥我根本就撐不下去，現在我還拉肚子得很厲害，根本就沒辦法忍住，整個房間裡臭氣熏天，我再也沒辦法接受有人會來探病了。最糟糕的是，你們根本什麼也不能做。無論如何，這個病都會要了我的命，永遠都會有新的症狀、新的感染產生，甚至還可能出現癌症。每天我都得放棄生活的一小部分。」

那年頭，病人試圖對治療過程下指導棋這件事，簡直是前所未聞。我們這一行有某種嚴格的階層結構——醫生知道怎樣的治療方式對他們的病人最好。的確，我們無法對抗這種致命的新型疾病，但我們已經盡力減輕它對身體的影響，一個接著一個，而現在突然之間，卻出現了一個聰明的傢伙，不希望我繼續做想做的治療，其實他說得沒錯：我只看見眼前的樹木，卻看不到背後的森林，我一直在個別對付他身上出現的症狀，卻忽略了全貌，整體來說，他的人生變得有多絕望。我必須停止再幫他思考，我根本就不知道像他這樣的病人正在經歷的狀況。

我答應了他的請求。那是我第一次執行安樂死，他平靜而安詳地過世了。當時安樂死法還沒被引進荷蘭，所以還得進行許多繁瑣費時的手續，但是所有必須注意的規定都已經準備就緒，我也確認過它們都有被遵守。

從那時候起，我就一直致力於與病人進行有意義地討論，不再只是單向傳遞資訊，我也會深入探究他們對自己的病情有什麼感受。每當我建議一種新的治療方法，我總會一併說明好處與壞處。這其實不是那麼容易，因爲病人對醫生的期待是要保持中立和全面，永遠都要以對病人最有利的方式爲優先。但是醫生也需要顧及自己的權益，尤其是當治療和研究重疊的時候，就像早期愛滋病剛被發現時一樣。我們會不斷測試新的方法，希望盡可能讓病人成爲研究的一部分，當然也會發表研究結果——最好還是在最高等級的期刊裡。這件事幫助我永遠把這點牢記在心。

三十年過去了，這個病現在也有藥可以醫了。多虧愛滋病患者協會和網路的緣故，一般人對於ＨＩＶ（人類免疫缺陷病毒）的知識已經有極大的成長，因此病人的消息往往還比診所裡的家庭醫生更靈通。但是研究資料並不代表一切。現在我會把和這個病人之間的交流，這個我治療過的第一號愛滋病患，當作我的轉捩點。這件事讓我領悟到，最重要的並不是事實本身，而是它們對病人的意義。從那時候，這個重要的領悟就一直牢記在我心裡。

57 視而不見

我希望我的信念是來自病人本身，而不是某個抽象的理論或教科書。

——阿諾．范德拉爾，外科醫生

她是我的第七位病人。我很確定，因爲就在進手術房之前，她問我之前是否曾經動過這類手術。我說：「當然有，已經六次了。」她說：「哦，那就好。」她是個年輕女性，患有因疾病而引起的肥胖症，因爲試圖減重好幾年卻都沒有效，來我們醫院做縮胃手術。我相隔幾個月才會動一次這類手術，而且還是在我同事的請求下。

說實話，我一點也不熱中這類手術。在得了其他疾病的病人身上動刀時，比如像是疝氣或癌症，我永遠都會想像，他們的命運有一天可能也會降臨在我身上，但肥胖症並不是。我一直維持著相當健康的體重，也覺得自己跟這些病人的情況一點關係也沒有。打從縮胃手術對健康的好處逐漸廣為接受——比如說，在得了糖尿病或高血壓的病人身上，我任職醫院的內科醫生就希望開始提供病人接受手術的機會，還問我會不會考慮操刀。

我雖然同意了，但一直很懷疑。這眞的是我想長期配合的手術嗎？我眞的該在其實沒有適當了解他們情況的病人身上動刀嗎？理性上我知道，我對病人整體的健康是有貢獻的，但我卻發現自己很難同理他們的特殊情況。

接著，十八個月後，我的第七位病人回來看我。她瘦了六十公斤，參加了丹陸普馬拉松，那是從阿姆斯特丹跑到贊丹的十六公里路跑賽。我稱讚她的表現，並問她過得好嗎？她告訴我人們再也認不得她了。她甚至還經常被問說是不是新來的同事，而她只能解釋自己已經在那裡工作好幾年了。

她從來沒遇過這種情況，但突然下降的體重卻讓一件事變得令人痛苦地清楚：當她體重過重的時候，從來沒有人注意過她。那時候他們從來不會找她說話，現在卻會。她小學的時候曾經被霸凌過，那當然是非常可怕的。但更糟糕的是，她現在才明白，全部的同學就只是無視她，就好像她從來就不存在一樣，因爲她太胖了。

我回想起自己上小學的時候，四年級的班上有個女孩也很常被霸凌，雖然我當然不會是霸凌她的人之一，卻也從來沒對她說過一句話，她一定覺得很孤單，那年頭根本就沒有反霸凌的課程，老師也不會伸出援手，最後她就離開了學校。

我到現在都還記得那次的看診，就像是昨天才發生一樣。她哭了，因爲她突然意識到，在她的整個人生中一直被忽略。坐在她對面，我才領悟到我們都會有自己的偏見：看起來不同的人顯然就不値得努力。我從來沒認眞想過這點，直到那一刻。

那段對話是我的轉捩點。那已經是十一年前的事了，在那之後，我已經執行過上千次縮胃手術。那位病人幫助我理解，肥胖症可能造成的無聲的痛苦。在那之後數不清的其他病人，也常跟我說起她曾說過的話：「如果你的體重過重，人們就會直接看穿你。」當然啦，這不是字面上的意思，其實是指他們會無視你的存在。

我現在會開心地走向手術室。當然，所有醫生都希望能夠表現良好，但是我希望我的信念是來自病人本身，而不是某個抽象的理論或教科書。我現在終於清楚明白，我的工作可以產生多麼偉大的成果。雖然我的病人確實在身體上變得更健康，卻不只是這樣，可能還有一件更值得的事情，那就是——創造新的連結、交到新朋友、被別人注意到的機會。手術開啓了一扇門，讓他們能迎接更美好且充實的人生。

58 對錯

身為醫生，我們經常得在生死之間做出抉擇，
但我們該怎麼知道自己的決定是對還是錯？

——瑪儂．班德斯，新生兒科醫生

那個小女孩是極早期的早產兒①，出生時的體重甚至還不到一公斤。她的情況每過一小時就會變得更加惡化，很快地，她被送進了加護病房，一開始先是肺部塌陷，之後又出現嚴重的腦出血。她脆弱的腦部受損太過嚴重，我們都在想到底該不該繼續治療。我們都很清楚她身上會留下多重障礙，也能預見前方的路會很辛苦，她這一生

才剛開始，卻很不公平。我們開誠布公地和孩子的父母商量，向他們表達我們的擔心：我們建議不要再繼續加護病房裡的治療，因爲照這個情況看來，他們的女兒應該是活不成了。那對父母非常生氣，他們說：「我們歡迎這個孩子，無論她身上有沒有缺陷。」我們又請了另一家醫院的醫生再做一次診斷，他們也認可我們的看法，但是那對父母非常堅決。我們已經準備好要放棄他們的孩子這件事，讓他們深感被冒犯。事實上，他們甚至還因爲太生氣，而要求不同的內科醫生來會診。他們說：「如果你們是這樣想的話，就沒資格再照顧我們的女兒了。」在這樣的情況下，我就完全明白他們的意見了。

最後那女孩活了下來，但是得了嚴重的併發症。她經常動手術，待在醫院的時間也很長。後來我漸漸就忘了這對父母的事，直到幾年後，我很意外地在街上遇到他們。當時我差點撞上他們，而我們馬上就認出彼此，那位母親看起來很緊張。她推著的輪椅上坐著一個重度殘障的年輕女孩。她的手、腳和頭都被用皮帶綁住，眼睛看不見、耳朵也聽不見。我說出她的名字，那對父母很驚訝我還記得。我問他們：「她的情況還好嗎？」

「看到你我又覺得生氣了，」那位母親說。她告訴我，女兒出生讓他們很高興，她會對周圍的人有反應，也總是非常開朗。那位母親問我：「看她現在有多開心，你還會像當初一樣，給我們相同的建議嗎？」我沉默了好一會兒。眼前我看到的是一個重度殘障的小女孩，正如我們所預期的。但是那對父母因爲她的出生欣喜若狂，也很認眞考慮她的限制。我對他們說：「如果你們在一起都很開心的話，那你們的決定就是對的。」他們再度前進，留下我站在原地，一句話也沒說。我還記得那天，有好長一段時間，我就只是站在那裡看著他們走遠。

一直到今天，我仍然把那次的相遇與它背後的故事視爲我職業生涯中最値得紀念的經驗之一。身爲醫生，我們經常得在生死之間做出抉擇，但我們該怎麼知道自己的決定是對還是錯？如果那對父母很確定他們做了對的選擇，我們又算什麼，有什麼權利說他們是錯的？

我現在才明白，我必須非常謹愼面對自己的判斷。我一開始就決定這個孩子無可避免的缺陷會成爲負擔，她的人生會充滿悲哀，幾乎是在慘無人道的邊緣。但每個人都有自由，可以爲自己決定怎樣的條件才算是「有人道」的人生。早在還沒了解他們的想法之前，我就已經開始替那對父母做決定。但這是個未經證實的平衡狀態，我們往往只會看到事情的反面：畢竟父母常會覺得自己沒辦法照顧有缺陷的孩子，最後還經常以離婚收場。我們沒辦法告訴父母，他們的人生會變得多艱難，也沒辦法預測他們能適應得多好。但這對充滿愛的父母確實讓我變得謙卑，知道自己其實沒有我以為的那麼重要。現在的我相信，最重要的事情是要讓父母對於孩子的未來有實際的期待，才能和父母一起達成恰當且經過深思熟慮的結論。在決定早產兒的治療方法時，我現在都會先詢問父母的感受。我會眞誠聆聽他們的意見，尊重他們的看法，不論那會有多困難，或是他們的意願和我自己的想法會有多大的衝突。

① 根據世界衛生組織的分類，極早期早產指懷孕少於二十八週。

59 常規

——艾德溫．高哈特，運動內科醫生

唯有透過真心為病人考量，才能夠達到卓越。

他是在寒假期間的訓練營受傷的。他的肩膀脫臼了，而且因爲是舊傷，他必須動手術。手術很順利，但他還是覺得很痛，因爲實在太痛了，所以幾天過後，在一個星期六下午，我陪他一起回到醫院求診。有些事情不太對勁。在急診室裡，他們用耳溫槍幫他量體溫。他沒有發燒，這表示沒有必要驗血，所以他們就把我們送回家了。

但是實在太痛了，就算距離出院後已經過了三天。他的肩膀受到感染，需要接受清創，隔天他看起來不太好，所以我打給值班醫生，對他說明我的憂慮，但他們卻充耳不聞，因爲已經做了一切例行檢查，但是沒有任何不對勁的跡象。隔天，他被緊急送進加護病房：原來他得了敗血性休克，腎臟正在急速衰竭。他的隊友來看他的時候，都嚇了一大跳——感染讓他整個人腫了一倍，根本認不出來。

後來他躺在醫院裡整整一個月。感染是可以醫治的，但已經對他肩膀的軟骨組織造成極大的傷害，他不管做什麼動作都會痛得半死。就算經過長期的復健，他也永遠不能在荷蘭踢足球了。我們搜尋了全世界的醫療資訊，想找出解決之道，最後在義大利找到一些醫生願意再幫他動手術。手術很成功，他也完全康復了。

沒人該因爲他所遭遇的一切不幸事故受到責怪，醫生們都已經恰當地完成了他們的工作。對我來說，有沒有誤診甚至一點都不重要，我真正在想的是，要是我們身爲醫生能展現更多勇氣，或許就不用讓這位年輕的運動員受這麼多苦。我們遵照了所有常規，所有清單都有好好地確認過，但病人自己卻被遺漏了。政策和程序是不可缺少的，因爲它們能讓醫生保持穩定、在工作上能有方向，也有助於釐清應該採取的步驟。但是我們都應該留意，不要把規則訂得太死，反而阻礙了適當的照護。這位運動員的演進情況確實很戲劇化，但有時候一個極端的例子是必要的，因爲這樣才能讓我們學到教訓。在這個情況下，我學到的是我們永遠不該忽略病人本身，即使那代表會冒險踏入不熟悉的領域。常規是根據平均值而設立的，目的是要幫助我們避免失敗，不是要達到完美，它們帶來的是平均，而不是卓越的醫療照護。唯有透過眞心爲病人考量，才能夠達到卓越。

違背指導方針需要時間，最重要的是勇氣。這麼做的醫生不只會讓自己面對批評，還可能遭遇法律上的後果。雖然過去它們曾經是寶貴的協助，現在常規卻早已變成拘束且沒人膽敢違背的教條，當醫生有時候就意味著要有勇氣違背常規。

回想起來，我會責怪自己那個週末在急診室太輕易退縮。我應該要堅持進行血液檢查的。雖然指導原則顯示的是相反的意見，但我很了解我的病人，也能感覺到有什麼不對勁。我現在偶爾還會跟那位足球員聯絡。經過漫長的復健，他最終回到了自己的國家，在當地的一家俱樂部延續了自己的職涯。他告訴我說，這麼做是爲了他的孩子。因爲受傷的關係，他們再也不能看到他在球場上的英姿。我曾經告訴過他，我覺得他會是個好教練。最近他傳訊息給我，說他已經成爲教練了。

60 太快

——珍・范登柏，急救護理人員

生命並不總是會按照計畫演出，透過這次異常的生產狀況，我才明白執行我們的專業究竟是怎麼一回事。

當時正值半夜，我們接到通報，有位懷孕婦女有臍帶脫垂的情況。我原本以爲她應該只需要救護車運送，我們的工作就是要盡快把她送到醫院。臍帶脫垂可能會危及生命，因爲那樣會抑制胎兒的血液流量。荷蘭女性在家生產是很平常的事情，這位女性正躺在她的床上，子宮正在收縮。我看看周圍，卻沒看到任何助產士。那位準爸爸告訴我時，他立刻就打電話給醫院了，於是他們派來了救護車。我問那位太太懷孕多久了，「二十九週。」她說。這個回答改變了一切，我得立即切換開關——寶寶太早出生了。

謝天謝地，還看不到孩子的頭。如果已經看得到的話，我就得把他推回去，訓練就是這樣教我們的，因爲如此才能幫臍帶製造空間，我們需要盡快讓她上擔架，唯一的問題是她住在公寓的三樓，擔架卻在樓下的入口大廳。所以，我們只好一步一步，小心地走下樓梯，偶爾還得暫停一下，讓她可以繼續宮縮。到了最後一階，她停了下來，說感覺有東西要出來了。我催促她繼續走，否則孩子可能就會在樓梯間充滿冰冷的空氣中出生。

同時，我同事也把救護車裡的氣溫調高，讓它變成一個大型的保溫箱。早產兒的皮膚很薄，而且會快速失溫，如果孩子在到醫院途中就出生的話，就需要幫他保暖。我們打開警笛和閃光燈，加速前往醫院。我決定要再檢查一下頭部，令我害怕的是，我沒看到孩子的頭，卻看到一雙小腳——是臀先露的胎位不正！① 明明是在熱得讓人喘不過氣來的救護車上，我卻能感覺到冷汗正從我的背上流淌下來。很快地，出現了第二隻腳，我只希望孩子不會被卡在產道上，但他實在太小了，很快在一分鐘內就生了出來。

生出來的嬰兒並沒有哭，而是完全一動也不動地躺在母親的肚子上。那位母親抬起她的頭看著我，用擔心的語氣問：「怎麼了，他還活著嗎？」我們還差兩分鐘就要到醫院了，所以我決定幫嬰兒接上呼吸器，我的動作很小心，因爲他的肺部還沒發育完全。一隊醫療團隊已經在醫院等著，我陪他們進到產房。突然之間，在上樓的電梯裡，我看到嬰兒開始動了，接著他發出了很健康的哭聲，我眞是鬆了一大口氣。

我已經在救護車服務工作將近二十五年了，在那之前或之後，自己從來沒生過小孩，更不用說是在救護車上，也更不用說是個情況複雜的早產兒，而且還胎位不正。「我肯定是幸運的。」我在心裡這樣想。之後，小兒科醫生稱讚我的表現，說我眞是做得太棒了，當時我才領悟到，我們所受的一切訓練和累積經驗的好處。急救護理人員得在極大的壓力之下進行作業、保持警覺、隨機應變，有時候還得發揮創意。生命並不總是會按照計畫演出，透過這次異常的生產狀況，我才明白執行我們的專業究竟是怎麼一回事：我們踏入某個情況，然後行動。

隔天一大早，我就去祝那位年輕母親一切順利，後來再也沒見過那位父親，他當時自己開車跟在救護車後面，但直到後來才趕到醫院。我的伙伴和我回到了自己的崗位，我們的思緒卻還在不停地轉，通常我們永遠無法預料自己會在戲劇中扮演怎樣的角色，我們會不會救回性命或是故事會怎樣發展。但一週後我收到一封附在郵件裡的出生通告，還有那對父母寄來的一封信。他們希望能表達謝意——生下來的是個小女孩，而且她的情況一切都好。

---

① 胎位是指胎兒在子宮中的姿勢，胎兒在分娩之前，依照離母親骨盆最近的位置，可以分爲三類：頭部較接近母親骨盆的「頭先露」、臀部較接近母親骨盆的「臀先露」以及肩膀較接近母親骨盆的「肩先露」。頭先露爲正常胎位，臀先露及肩先露皆屬胎位不正，是造成難產的常見因素之一。

61 荷爾蒙

——莉絲貝思．范羅森，內科醫生／內分泌專家

我們這些醫生常會只專注在身體上，但應該更常把腦部看作一個器官，它也像其他任何器官一樣容易生病，跟心臟或肝臟沒什麼兩樣。

六年來她一直對抗的症狀，沒有任何醫生、神經內科醫生或心理醫生找得出原因。她的身體其實沒什麼問題，是她的性格突然完全改變了。她變得煩躁、極度易怒，甚至出現某種奇怪的口吃現象。被轉診到我們醫院之前，她已經做過二十九次電療，但沒有一次有效。她奇怪的行為激怒了醫生和護士，他們偶爾會懷疑這其實都是

演出來的，是她自己發明了這些症狀。一位經驗豐富的護士還曾經口氣很差地對她說：「如果妳是我的小孩，我一定會把飲料潑在妳臉上。」

上網查過資料之後，她判斷自己得了庫欣氏症，那是一種罕見的疾病，通常是因爲腎上腺過度分泌壓力荷爾蒙皮質醇而引起。聽起來不太可能，因爲庫欣氏症通常會造成許多身體方面的症狀，但她身上一個都沒有。但無論如何，我們還是堅持進行檢驗，結果證實她是對的：掃描檢查顯示她的腦下垂體長了一個良性的腫瘤，就是它促進皮質醇的過度分泌。這看起來確實很奇怪，只有她的腦部受到影響，其他的身體部位卻沒事。

我們切除了腫瘤，看到她逐漸出現恢復的跡象。但接著，突然之間，她過去的症狀又出現了。就這樣兩年時光過去，結果我們又回到了原點。她早已無計可施，因爲不像上次，這次我們找不出原因，即使已經進行過一連串的檢驗。她的皮質醇指數很正常，那麼那些奇怪的行爲到底是從哪裡來的呢？我們盡了最大的努力想追根究柢——我和來自世界各地的同事談過，但她的情況太獨特了，沒有人曾經看過任何類似的症狀。我們也許可以開發一些新的檢驗方法或嘗試實驗性的藥物，但如果沒有任何清楚的線索或具體的起點，我們其實就只是在摸黑前進，而她也知道。她是一個聰明的女性，除了她對其他人造成的影響，也完全清楚自己的腦袋裡發生了什麼事。她再也不能忍受了，她說：「不要再來一次了，我已經受夠了。」她提出了安樂死的要求，而且也被批准了。

我還記得她母親打電話給我時的情景，那天是星期一早上，在週末的交接之後。她告訴我已經定好安樂死的時間了，就在隔天。後來我才知道，在她過世那天早上，他們全家人聚在一起、圍著廚房的餐桌，她的心情很輕鬆且快樂，這其實有點奇怪，因爲大家都知道那天下午，她就會離開這個世界。一直到今天，我還是不知道她到底怎麼了。

我猜想，因爲某些原因，她身體的細胞對皮質醇沒反應，但她腦部的細胞卻有，甚至它們也許還過度敏感——這就可以解釋爲什麼她不會出現庫欣氏症的典型症狀。她的故事對我來說是很有力的提醒，關於荷爾蒙對腦部造成的破壞能有多強大。我們這些醫生常會只專注在身體上，但應該更常把腦部看作一個器官，它也像其他任何器官一樣容易生病，跟心臟或肝臟沒什麼兩樣。如果光只是簡單的荷爾蒙失衡就足夠讓一個人在心理上失控，那我們就應該尋找更多可能的狀況。我會想知道在她生病前是什麼樣子。她給我看的照片裡是個容光煥發的年輕女性，有很棒的工作、許多朋友和穩定的交往對象，但就因爲無法解釋的性格轉變，她失去了這一切。幾年後，在一場國際會議上，我聽到有個類似的病人，那是全世界第二個被記錄下來的案例。在我的病人死後，我曾在幾個不同場合跟她的父母聊過，每次他們都忍不住掉眼淚。從那之後已經十年過去了，但我始終不曾忘記過她。

62 恐懼

「說出你要做的，做出你剛說的」，就是贏得信任的方法。

——希爾維亞·惠欽格，牙醫

當我走進候診室裡的時候，他臉上的表情看起來很緊張。我心想：他很勇敢地來了，而且我也是這樣告訴他的。如果你眞的那麼害怕的話，光是預約看診就已經前進一大步了，更不用說眞的出現。身爲牙醫，我們早就習慣看到焦慮的病人，而我也盡了最大的努力想讓他感覺放鬆。

不久之前我剛畢業，決定先出國工作幾年。我完全按照在大學裡學到的一切操作：一開始先說明你要做什麼，接著讓他們看看器具，之後再溫柔地開始。他甚至不是爲了嚴重的毛病而來，只是要做定期檢查，但感覺還是跟拔牙沒兩樣。無論我在他嘴裡放進什麼，他都會抗拒，尤其是當我在他下顎作業的時候。

我不想逼他，所以我總會先在情況失控前停下來，再要求他再試一次。但他還是會繼續呈現這樣的抗拒狀態，我根本沒辦法好好治療他。最後他不但開始蛀牙，臼齒還斷了一角。我心想，如果沒有適當的治療，他就會開始缺牙了。我看得出來他害怕的並不是牙痛，我知道一定有其他的原因。

再下一次他來看診的時候，還帶了女朋友一起來。他很明顯在發抖。我問他有沒有什麼想告訴我的，他開始說的故事讓他的情緒極度激動，最後是女朋友幫他繼續說下去的。原來他曾經有很長的一段時間受到性虐待，這說明了爲什麼無助地躺在牙醫的診療椅上會引發這麼強烈的身體反應。我的檢查鏡一碰到他的舌頭，或是我在他嘴裡放進棉花棒，他就會出現反射動作，我只能暫停。但他已經下定決心，拒絕再對過去的束縛妥協。

我眞的很同情他，看得出來他很痛苦也很焦慮，希望能盡全力幫助他克服這個障礙。我們慢慢地進展，一步接著一步。我讓他完全掌控情況，如果有任何動作太超過，他可以舉起手，我就會停下來。那感覺一定很可怕，像那樣躺在椅子上、嘴巴大開，還有個牙醫在你上面盤旋。等他確定我明白他的情況之後，他就逐漸變得放鬆，也能放開自己。最後他保住了自己的牙齒。

我最後一次看到這位病人已經是十五年前的事，但每當我又遇到緊張的病人時，總會想起他。那時候我才剛開始當牙醫，一心只想著我工作裡的基本要領，就是要解決口腔和牙齒的問題。是他讓我明白，除了流程本身，注意、時間和理解對於治療品質也是同樣重要的。「說出你要做的，做出你剛說的」，就是贏得信任的方法。在我學習的過程中，學校就是這樣教我們的，但直到我終於成功讓那位病人感到更有安全感時，我才徹底明白該怎麼實踐這些教導。

我永遠不會忘記他在結束治療後的反應：他張開雙臂抱著我，非常開心一切終於解決了。後來他還回來做過幾次追蹤檢查，在那之後，我回國的時間到了，便回荷蘭了。我永遠沒辦法帶走他回憶中的痛苦，但知道透過合作，我們設法稍微鬆開了過去對他造成的影響，還是讓人覺得很欣慰。

63 內心的聲音

——亞德里安．葛羅恩，熱帶醫學科醫生

當今醫學充滿了嚴苛的常規，儘管這些常規都已經證實是有價值的，但我們永遠都不該忽視自己的直覺。

她是被牛車從她住的村子拉到醫院來的。原本想在家裡生下孩子，找來當地的助產士幫忙，但卻面臨了難產。在她兩腿之間垂下了一隻軟綿綿而蒼白的手，還有一團臍帶。她在路上已經整整十個小時了。

我和來自荷蘭的年輕同事一起進行搶救，我們觸診臍帶，感覺不到動脈的脈搏。

我們用木頭製的喇叭試著聽胎兒的心音，甚至還要求產房護士再次確認，但什麼也沒聽到。都卜勒監視器的電池已經沒電了，那是一種用來放大胎兒心跳聲的儀器。超音波機器也已經壞了好幾個月，雖然新的機器應該已經在送來的路上了。

剖腹產有很高的感染機率，因爲我必須把胎兒的手推回到產道，再透過切開腹部讓他出來——這麼做會讓他沾滿灰塵和其他髒東西。受到感染的子宮可能會導致不孕或甚至是母親的死亡。我發現當時只有一種方法，那是我經常會排斥去操作，而且太過可怕而難以用文字描述的程序。

基本上，就是要刻意把胎兒絞碎，好讓他可以從產道出生。身爲一個坦尚尼亞的醫生，那是我每隔一段時間就得操作的程序，而每次都會讓我感到反胃。

我們做了最後一次檢查，確認是否有足夠的空間可以擺放儀器。接著，基於某些原因，我們遲疑了——一直到現在我都還不知道爲什麼。我們改變了主意，而且在盡量幫胎兒的手和臍帶消毒之後，決定還是要試試看剖腹產。

接下來的情景我大概到死都不會忘記：我們從母親肚子裡取出的嬰兒呼出了一小口氣，接著就開始放聲大哭。除了嬰兒的哭聲之外，手術房裡還加入了驚訝的尖叫聲、開心的笑聲，還有讚美全能上帝的歌聲。

但我們這兩個醫生，就只是痲木地站在那裡，明白這個可憐的孩子剛剛驚險地躲過多麼可怕的死亡。直到最後的縫線縫好，我們的手才開始顫抖。

永遠都要聽從你內心的聲音，就是我學到的一課。當今醫學充滿了嚴苛的常規，儘管這些常規都已經證實是有價值的，但我們永遠都不該忽視自己的直覺。

二〇〇三年一月的那天，我決定永遠不再操作那種可怕的程序，都是因爲那位母親和她的孩子。在西方國家，破壞胎兒的外形好讓他可以從陰道出生早已經是遠古時代的歷史。我的經驗讓我印象很深刻，我們永遠不該允許這早已淘汰的程序再出現在低收入國家裡，貧窮並不是雙重標準的理由。這些國家的醫療從業人員現在也會有同樣的看法——自從非洲的醫生和護士發現這項慣例早在很久之前就已經停止，而且還面臨極大的抗拒之後。

現在有許多非洲的醫院都有管道可以取得更高品質的抗生素，感染的風險已經降低，對於剖腹產的偏好也變得相當普遍。只有在醫生無計可施、母親的生命危在旦夕的情況下，才應該考慮破壞還沒出生孩子的外形。而且就算到了這個時候，也要先經由超音波檢查，證實胎兒確實已經死亡了。

那位母親在我們醫院裡住了一星期讓身體恢復，接著就被腳踏車載回自己的村子，手裡抱著自己的孩子。我們從來沒告訴過她，那個孩子躲過的可怕命運。

64 懷疑

——恩斯特．庫佩斯，腸胃科醫生

身為醫生，正是和病人之間的每一次經驗塑造了我們。

他是個年約三十五歲的男性，育有年幼的孩子，從另一間醫院被轉診過來。他的診斷結果是胰臟癌，問題在於是否可以治療。唯一可行的選項是動手術，但因爲腫瘤太大，已經不可能動手術了，而且我們還有一些疑慮……忘了補充，還有一部分的拼圖不見了。以這種類型的癌症來說，這位男性實在太年輕了。

我們對他的胰臟做了切片，經過一些檢驗後，得到了驚人的發現：那根本不是癌症，而是某種很特別的感染引發的自體免疫反應。這種情況很罕見，醫界對它的了解也甚少，但我們可以確定的是，能使用強效的消炎止痛藥治療。治療發揮了功效，那位男性的症狀在隨後幾個月就開始消退，超音波檢查也顯示腫瘤正穩定地縮小。一年後，那位男性毫無預警地沒來門診做追蹤檢查。我們打電話給他，他卻說他已經透過自己的家庭醫生尋求國際醫生再做一次診斷。他很嚴重地懷疑我們的診斷是否正確。

國外的醫生短暫檢查過他的身體後，立刻就斷定他得的是胰臟癌，需要動手術。同時因為腫瘤已經縮小，手術現在已經是可行的選項了。我寫了一封信，同時寄給那位男性的家庭醫生和我國外的同事，向他們解釋我們做出不同診斷的方式及原因，而且顯然在這段交涉期間就已經證實了我的診斷。如果眞的是癌症的話，那名男子現在或許早就已經死了。後來有很長一段時間，我什麼也沒聽說，直到最後我收到那位外國醫生寄給家庭醫生的信裡摘錄出來的片段。病人確實接受了手術，結果得了嚴重的併發症。病理學家對腫瘤進行了檢驗：並沒有癌細胞的跡象，只有逐漸消退的感染。

這整個過程中，我從來沒有一分鐘曾經覺得這是病人的錯，正好相反，我認為這是我自己的失敗。我對他的說明一定很不足，所以他才會繼續去找答案。我以為我們已經告訴他驚人的消息：他的腫瘤不但不是癌症，而且還是良性的、是可以治療的。但因為他的診斷結果實在太罕見了，顯然他沒辦法找到自己想找的資訊，就這樣讓懷疑有機可乘。

現在的病人已經變得更加自主，還會自己去找資料，這點我完全同意，但這也表示醫生的角色已經改變了。醫病關係已經不再是單行道了，醫生必須察覺到他們的病人當下的狀態，才能做長遠的打算、密切的關注，並教育他們，以免他們在可以取得資訊的茫茫大海中漂流。

「還有什麼你想知道的嗎？」「你擔心的是什麼？」「你可以答應我，如果有任何不清楚的地方就會打給我嗎？」等更多數不清的問題，都是我們必須詢問病人的。我還以為在這個病人身上，我已經涵蓋了一切，但顯然根本一點也不夠。在那之後已經一年過去了，他現在恢復得很好，但他還是會覺得有點失落。不得不說，這件事徹底擊垮了我。

如果我不提這些年來我從病人身上學到的無數教訓，就實在太不負責任了，我幾乎每天都會學到新的東西。這實在很奇怪，但我會記得病人身上最細微的事情——形象、語氣上的轉折、問題……有時候我甚至能確切記得他們躺在哪一張床上，全都是因爲他們以某種方式感動了我。

我們和病人的接觸如此密切，那是他們人生中非常獨特、充滿情緒的一段時期。因爲和病人的接觸，留下了很多値得思考的問題，我們也會開始同情他們，無論我們喜不喜歡。身爲醫生，正是和病人之間的每一次經驗塑造了我們。

65 強烈的愛

——漢斯．維森哈根，加護病房醫生

是「愛」讓我有了獨特的機會能一窺幕後，這是很少醫生能有的機會。

因爲急性且嚴重的心臟衰竭，瑪莉被安排住進心臟科病房，並且立刻就被排進等候心臟移植的名單裡。她的情況急速走下坡，所以需要裝兩個心室輔助器。這就是她來到加護病房由我負責治療的經過——在成堆的骨肉之軀，周圍全是醫療設備。她很快地就出現了併發症，我們立刻緊急尋找捐贈的心臟。

我每天都會和她的家人聯絡。情況很危急，他們的悲痛也顯而易見。她很可能撐不到換心，我對這個事實既誠實又坦白，但我和瑪莉的對話卻很簡短且緊張。她偶爾會覺得，這樣根本一點意義也沒有，捐贈的心臟絕對不可能及時出現的。我試著想讓她有信心，我們似乎很容易就能理解對方，完全不需要太多言語。

沒想到新的心臟還眞的及時出現了。移植手術結束後，她在我們醫院進行復健，還會定期回來追蹤。她也會偶爾過來加護病房露露臉，只是要讓我們知道她過得如何。這其實很稀鬆平常，很多病人也都會這樣做。

一年後，她辦了一場派對，還邀請我出席。我有點懷疑，不曉得這個邀請背後是不是有弦外之音？她只是想表達感謝，還是有更多內幕？但我還是去了，結果我是最後離開的。我們聊了很久，一直持續到晚上。那時候我們之間的關係才眞正開始，但回想起來，我對她的感覺一定在更早之前就開始醞釀了。並不是在她還是我的病人的時候，這點我很確定，而是在她出院後的那年。我突然明白自己一直選擇忽視我的感情。畢竟我是加護病房的主任，愛上治療過的病人可是不見容於人的行爲。在她的派對結束後，我們出去約會過幾次，最後才坦承我們對彼此的感情。

我們都刻意努力地釐清自己的情感，確保沒有其他因素在起作用——也許是出於感謝或是如釋重負。雖然我們從來沒有眞正弄清楚，最後我們還是決定大膽去愛，也對彼此許下完整的承諾。

走到這一步之後，我很快就告訴一些同事我們的關係，他們都替我感到很開心。他們說：「這眞是太棒了，對你來說是件好事。」他們的反應讓我感到安心，因爲我一直不能完全消除自己的疑慮。的確，瑪莉早就已經不是我的病人了，卻改變不了過去曾經是的事實。我努力地想在內心裡對於道德界線的險境中保持平衡，但我還是需要獲得其他人的肯定，確定這一切都是光明正大的。

一開始我遇到困難的地方，其實是在我的岳父和岳母身上，因爲我的存在對他們來說是很痛苦的提醒，總會讓他們想起人生中經歷最多創傷的一段時期。有好一陣子，我一直是捎來壞消息的人，但突然之間我再次出現，卻是以他們女婿的身分坐下來共進晚餐，但是我們不僅克服了這層障礙，他們還教會了我寶貴的一課。他們告訴我，他們在加護病房裡經歷的是怎樣的感受，要弄清楚所有的資訊對他們來說有多難。透過他們的陳述，我才明白我需要開始更用心地聆聽、更仔細地解釋，也要更努力地理解。是「愛」讓我有了獨特的機會能一窺幕後，這是很少醫生能有的機會。

我們第一次見面的時候，瑪莉三十一歲，我五十九歲。我稍加計算之後，告訴她我們的預期壽命其實相去不遠。移植後的心臟有效期限大約是十二年，那時候我就七十一歲了，或許早已經行將就木。雖然這個數學計算有點愚蠢，卻給了我們一些安慰，也為「我們最終能共度的時間到底有多少」這個問題提供了假設性的答案。

我們現在早就活過了當初計算的時限，我們之間的愛如此深刻而強烈，身邊的朋友和家人都羨慕不已。

66 冒險嘗試

——達巴茲．阿巴斯，內科醫生

「堅持下去，永遠不要認為自己不夠好，以致於沒辦法達成你的夢想。」

我父母逃離伊拉克，以難民的身分來到荷蘭的時候，我才九歲。我被安排就讀四年級，落在一堆學著某個我難以理解的語言的孩子裡。有很長一段時間，我根本沒辦法參與班級活動。在家裡，情況也非常不穩定。我們在尋求庇護者中心住了很多年，最後能取得居留權的法律選項都用盡了，意思是我們可能隨時都會被遣返回國。小學畢業後，我被安排去修預備獸醫訓練課程，老師說那是我可以期望的最好結果。

之後我又完成了獸醫護理課程，接著繼續進行高等職業教育。這一路上的每一步，我都必須向老師們證明，我已經準備好要接受挑戰，儘管我在語言方面有所不足。他們常說：「這對你來說太難了，你永遠不可能做到的，讀護理就好，那是你可以期望最好的結果。」完成職業教育之後，我開始在醫院裡從事護理工作，但始終沒有放棄許多人一直試圖勸退我的夢想：成爲一個醫生。大家都說，對我來說，取得醫生的學位是毫無意義的。那要求實在太高了，只會帶來失望。

有一天，有位老先生住進我負責的病房。他是個既任性又討厭的老人，總是到處發洩他的意見和批評，但漸漸地我贏得了他的信任，我們之間也建立了融洽的關係。他告訴我，他曾經是一名麻醉醫生，而他也慢慢開始對我展現興趣。我告訴他我的夢想和背景，總感覺我的背景會阻礙我的夢想。但他是第一個不用任何消極態度回應我的人。他說：「就放手一試吧，你一定可以做到的。」他的女兒是一名醫生，他也告訴她許多關於我的事，她也很鼓勵我。他給我的信心從那時候起就一直牢記在我心裡。我當然是個頑強的人，也相信我自己，但顯然我還是需要一個不帶偏見的局外人的肯定，是他給了我最需要的臨門一腳。要有資格進入成熟醫學領域就讀，我需要先取得更進階的高中學歷，這在我從事護理工作的過程中，已經透過自學達成。接著我終於冒險嘗試，註冊就讀醫科。

那幾年實在很艱難，我每天都得保持嚴格的時間分配。週末我繼續當護士，在我修基礎課程時都沒停止，有部分原因是我必須支付學費。雖然大赦意謂著我早在超過十年前就獲得了居留許可，但我卻一直到去年才拿到荷蘭護照，所以一直到最後一刻，我才取得部分就學貸款的資格。我去年畢業了，現在是一名內科醫生，就在我當護士這麼多年的同一所醫院裡。我曾在五個不同的病房工作過，歷經急診室、創傷科，再到小兒科手術室。這是一個完美的學習環境，我很想盡力成爲一名好醫生。現在，我正尋找專科實習醫生的工作，但其他應試者都擁有非常出色的履歷和比我豐富的工作經驗，而且因爲我繞了許多路的關係，年紀也比大多數人年長許多。

「堅持下去，永遠不要認爲自己不夠好，以致於沒辦法達成你的夢想。」這就是從六年前出現在我的病房裡那位怪老頭身上學到的人生教訓。後來我再也沒見過他了，但我經常會想起，不知道他現在過得怎麼樣。我很想讓他知道，我最後做到了，而且我的成功還眞得感謝他——至少就其中一部分來說。

67 耶和華見證人

——漢斯．克納普，麻醉醫生

從這個女性身上讓我學到，我需要讓自己的情緒保持獨立。

他們是一對恩愛的夫婦，育有三個孩子，現在太太又懷孕了。她會被轉診到我這裡是因為胎盤的位置有點尷尬，就在子宮頸附近，這很可能會造成生產期間的大量出血。我們討論了可能的風險，我告訴她可能會需要輸血，她立刻告訴我這不可能，而且態度冷淡得就像是我在拜託她似的。她是個虔誠的耶和華見證人信徒，根據她的信仰，她不能接受以任何形式從體外輸入的血液。

「但要是妳流血過多而死，留下妳的三個孩子沒有媽媽陪伴地長大，那該怎麼辦？」我問她。我永遠不會忘記她的回答，她說：「我當然希望能撫養我的四個孩子長大，但要我明知自己曾經接受過輸血，卻還要像沒發生過一樣地活下去，我是不可能接受的。」我還問她如果輸血的目的是爲了讓她的孩子活下來，又該怎麼做，但同樣的，也是沒得商量。我倒抽了一口氣。看來這位年輕的準媽媽已經準備好要冒生命危險了。

我向我的同事提起這件事，引起了一陣熱烈討論。在我科裡的六十位專科醫生當中，有半數的人不願意遵照她的請求。他們說：「如果可以事先避免，一名醫生絕不會允許一位生了三個小孩的母親死掉。」這種感覺就像是她要求我們把一隻手綁在自己背後工作一樣。

但病人的決定權也很重要，而且我發現這是我無法違背的事情。身爲醫生，我們也有照護的責任。所以經過許多討論和辯論之後，我同意尊重她的宗教信仰。她還有兩個月才會臨盆，所以我們還有時間可以召集一群願意幫忙並且持續待命的醫生和護士。除了加護病房裡的外科團隊和職員，麻醉醫生也會日夜待命。每次交接的時候，我們都會問同一個問題：現在是誰值班看顧那位準媽媽？

我們還諮詢了醫院的法律專家，後者覺得我們在這樣的情況下，提供了最好的照護，已經盡一切的努力了，就算發生了最壞的情況，那也不是我們能控制的。但我還是不能感到完全安心，確實，我們已經把一切都白紙黑字寫清楚了，但要是我就是那個得站在那裡，讓她死在手術檯上、讓她的孩子失去媽媽的人，該怎麼辦？

我還記得那天晚上，當他們打給我，說她已經住院準備生產時的情景。我坐立難安地等待著，後來當我們聽說她平安地生下一個小男孩時，我從來不曾覺得鬆了這麼大一口氣。生產過程很順利，孩子也很健康。那位母親只流了不到四百毫升的血，完全在正常的範圍內。

醫生們常會有一種與生俱來的衝動想把事情做好，希望用所有可以取得的知識和資源治療病人，但是有時候我們需要接受，那並不是病人想要的。從這個女性身上讓我學到，我需要讓自己的情緒保持獨立。當然，我也會被她的請求，以及她爲自己還沒出生的孩子所做的決定激怒，但我最後還是想辦法把怒氣放到一邊，就因爲這樣，最終才能讓我幫助到她。

在醫院裡，我們領悟到自己對待她的意願的方式必須跟其他限制一樣，並照著這樣的方式去修改我們的治療方法——只是這個「限制」不太正統，而且也不合乎醫療的本質。之後我去產科病房看她，我只有簡短地提到，最近這幾個月對我們所有人來說有多麼提心吊膽，但很快地便轉移話題了，畢竟她才剛生產完，比起教訓，她更需要的應該是恭喜。回想起來，我們很高興尊重了她的意願，儘管以後見之明來看，那樣說當然很容易，雖然我還是很驚訝於她根深柢固的信念，以及她準備好要接受的後果。那已經是超過十年前的事了，但當時的記憶直到今天都還忘不了。

68 毫無預警

——蕭埃布．阿明，心臟科醫生

我現在終於明白，珍惜你所擁有的一切是多麼重要的一件事。

那對父母的電子郵件是在一個美好的春日早晨寄來的，我從來沒看過那樣的信，毫無保留地陳述他們真實的感受，我深受感動。兩個半星期前，他們十七歲的女兒過世了——事情發生得很突然，毫無預警。郵件裡詳細交代了事情的經過，是一封很長的信。

艾琳很喜歡運動，信裡提到的那個星期六，她出門去打曲棍球。自己的比賽結束之後，她還得到男生隊去當裁判，雖然那不是她最想做的事。接著她又出門吃飯、和一位女性友人去看電影。回家之後，她在沙發上休息，還跟她的父母聊了一會兒。透過這封信，這個女孩臨終前的幾小時慢慢在我眼前揭開，一個我從來不認識的女孩。

她就快考試了，所以她的父母說，隔天她或許是在賴床。等到了星期日中午她都還沒下樓時，她母親就上樓到她的房間看看。當他們聽到她的大聲尖叫，她的父親和哥哥也隨後衝進去，他們就是這樣發現艾琳死在自己床上的。

他們寄來第一封郵件的不久後，就坐在我的診間裡，再跟我說一次同樣的故事且充滿情緒，但驚人的是非常詳細。就像懸疑小說裡的偵探一樣，他們想找出合理的解釋，只能不顧一切地拼湊發生的一切。是什麼出了錯？還是他們自己做錯了什麼？他們有兩個最大的疑問：他們的女兒還這麼年輕，怎麼會突然毫無預警地死掉？那他們十九歲的兒子會不會也有危險？

當地醫院的驗屍報告沒有透露死因，艾琳的心臟看起來一切正常。原因肯定跟基因有關，所以她的父母要求我們進行檢驗。一開始我們檢驗了所有跟睡眠中猝死相關的基因，接著是和心律不整有關的基因，最後則是早發性心肌疾病的基因特徵，但是我們什麼都查不到。我們目前正在進行的程序，是要比對艾琳和她父母超過兩千筆以上的基因資料。他們不會放棄查明原因，我們也不會。

我已經準備好要盡全力來幫助這對父母，而且我眞的很希望能找出答案，給他們一個交代。我明白對他們來說，找出到底爲什麼會發生這種事的原因有多重要，儘管可能會揭露對他們的兒子來說眞正的危險。他們告訴我，有一段時間，他們社區裡的許多父母還會在夜裡把自己的孩子叫醒，或是讓孩子跟他們一起睡。艾琳的死對當地居民的衝擊眞的很大。

我在工作上經常會接觸到悲傷的父母，但在這之前，從來沒有任何人的處境在我心裡留下這麼深的烙印。這對父母的敘述如此生動，非常清楚地把自己的情緒化爲文字，讓我感覺自己就像是站在現場，就在他們家裡、在事情發生的房間裡。透過語言的力量，我逐漸在他們的文字裡看出某種存在的意義——爲了找尋生命的意義。

我還記得讀完他們寄來的第一封郵件後，那天晚上我回到家，忍不住緊緊擁抱了我的妻子。我父親在我出生前不久就過世了，但從沒查出死因。再過一個月，我自己也要當爸爸了。我現在終於明白，珍惜你所擁有的一切是多麼重要的一件事——不管是你愛的人或是身邊的朋友。認眞工作、盡力達到目標並沒有錯，但是每一天的開始，都要記得微笑。

有很長的一段時間，我一直把那種脆弱的感覺拒於門外，也許是因爲身爲一個醫生，我實在看過太多悲劇。我會和病人保持一定的情緒距離，這是我保護自己的方式，但是這對父母卻打破了這層屛障，教會了我寶貴的一課，讓我領悟到一個殘酷現實——我們所愛的一切，其實有多麼容易失去。

69 受到歡迎的孩子

> 準父母需要明白，產前檢查往往是在迫使他們做出不可能的選擇。
>
> ——希克．阿德瑪，產科醫生

他們已經有兩個健康的孩子，都是女孩。因為這是第三次懷孕，他們做了產前檢查，想排除唐氏症的可能。他們做了超音波檢查，從母親身上採取血液樣本，接著計算數值。機率顯示是一千六百分之一，可說是微乎其微，所以也沒必要進行進一步的檢查。但是一千六百分之一裡面還是有個「一」，而事實證明這孩子就是那一個。那位母親前不久接受了剖腹產手術，孩子比預定時間早產了六週。是個小男孩，一出生就被發現患有唐氏症，還有嚴重的心臟缺陷。

那天下午，我去探望那對新手父母並恭喜他們。我並不認識他們，在懷孕過程中也沒見過他們，但大概想像得到他們會有怎樣的感受。沒有人會因爲一時興起就做產前檢查，都是經過仔細考量才會想檢查，而在那個當下，許多父母就已經決定，他們寧可不要生下一個有缺陷的孩子。

那位母親剛剛出院回到家，但她的小男孩還留在醫院裡。他需要養精蓄銳，準備接受大手術。帶著沉重的心情、小心翼翼地推開通往他們家客廳的門時，我的下巴簡直要掉下來了：房間裡的氣氛完全不是我料想的那樣。那是個慶祝會場，到處都是彩帶和氣球。那兩個小女孩還畫了一張圖要送給弟弟，家裡的每個人都滿心期待、已經準備好要迎接他的到來。我記得自己一次也沒提起檢查的事——純粹開心的感覺戰勝了一切。

兩週後，悲劇發生了：那個小男孩在心臟手術的過程中去世了。文字完全不足以表達那對父母的絕望。曾經有一段時間，他們覺得自己的生活中不會有得了唐氏症的孩子容身之處，但一旦他出現在他們生命裡，看到他的那一刻，他們立刻就愛上了他，他也成了家裡的一分子。

他們的故事讓我明白，產前檢查的負面效應有多強大。那往往會迫使父母得做出選擇，但後果卻是他們沒辦法預知的。如果不是「可能」，而是「確定」他們的兒子得了唐氏症，這對父母或許就會決定不要生下孩子。他們能夠想像自己後來的感受會有多不同嗎？

準父母需要明白，產前檢查往往是在迫使他們做出不可能的選擇。要是他們未出生的孩子被診斷出有缺陷的話，該怎麼辦？要是他們無法對目標有共識的話，該怎麼辦？他們可能會面臨很艱困的兩難，必須在兩個極端之間做出選擇，而且可能永遠都不會知道，他們做的選擇到底對不對。女性在檢查之後終止懷孕是常有的情況，卻只能懷抱著遺憾度過餘生——在每個得了唐氏症的孩子身上，他們能看到的就只是他們永遠不會有機會認識的孩子。過去孩子出生時就是他們本來的樣子，當然有時候也會造成悲傷或痛苦。現在的科技讓我們能夠盡可能做好準備，但那樣會是好事嗎？這其實是我們應該更常去思考的問題。產前檢查的用意是要給父母安全感和確定感，但對某些準父母來說，它帶來的就只是更多的不確定性。

再也不會有其他地方，比這對父母的家更適合這個小男孩。令人難過的是，他永遠沒機會進到這個家，他的嬰兒房一直都是空的。他的父母爲了一個他們早就全心接納的兒子傷心欲絕。一個得了唐氏症的小男孩，打從一開始就受到歡迎，眞是令人難以置信。

70 加油站

——卡斯柏．范艾克，腫瘤外科醫生

為什麼不能每個人都像他一樣？父母的健康肯定會比任何事情都來得重要吧？

她皮膚的顏色突然變黃，所以他們做了掃描檢查。現在她就坐在我的對面，一個穿著傳統服裝、怯生生的摩洛哥女性。她的腫瘤長在胰臟尾部的尖端部位，很容易就可以進行手術治療，以胰臟癌來說是很罕見的情況。我必須跟她討論手術流程：唯一的問題是她不會說荷蘭語。

她兒子也一起來充當翻譯，意思是她從我這邊接收到的所有資訊都是二手的。這導致了溝通上的延遲，而且不曉得爲什麼，似乎讓我說的話變得比較沒分量。至少，在她的臉上看不出任何情緒，也許只是她兒子在用字的選擇上比較謹慎。早在第一次看診的時候，我就注意到他多麼保護自己的母親。

手術大約花了六個小時，後來我打電話給他，說手術很成功。不久之後，他就回到他母親的床邊。他會餵她吃飯、照顧她，還會翻譯大家在她周圍說的話給她聽。我們保持著密切的聯絡，我會告訴他每一個步驟，包括疾病的進展還有她預期的復原狀況。出院之後，她每三個月會回來門診做追蹤檢查，他總會陪著她。如果檢查超過時間，他們從來不會抱怨，如果等待時間太長，也從來不會生氣。光是從他們的態度就看得出來，他們有多眞心感謝。

我們生活在一個許多事都被當作理所當然的社會中，但對於我們所提供的照護，這兩個人表現出來的就只有感謝。而且每次檢查結果出來的時候，我都看得出來那男孩的眼睛一亮。

有一天深夜我需要加油，於是把車開進當地的一家加油站。那時快午夜十二點，外頭下著傾盆大雨，所以我狂奔到裡面，笨拙地翻找我的錢包，一抬頭——他就在那裡，坐在收銀機前。他說那是他的兼職，他需要錢來照顧他的母親。我早就因爲他在醫院對母親的照顧和關心深受感動，此刻我還得忍住淚水。他對母親的愛顯然很深，讓他下課後還得在偏遠的加油站打工，只爲了幫助她。

在荷蘭社會裡，摩洛哥男孩經常被視爲製造麻煩的人，但是這個年輕人恰恰相反。看到他坐在那裡的那一刻，我可能還懷有的任何偏見都完全消失了，最好有很多人能效法他的榜樣。我實在太常看到年長的病人獨自去醫院，因爲他們的孩子都太忙了。有時候我會在深夜收到病人的孩子寄來的電子郵件，信裡會列出一長串問題，那是他們終於有時間的時候，接著他們會期待我快點回覆，越快越好。

我從來沒問過他的父親在哪裡，或是他有沒有任何兄弟姐妹。我懷疑只有他們兩個一起生活，但他也從沒跟我提過。病人只會透露他們想說的，並不總是包括私人事務。如果不是他們出於自願提供的資訊，就不適合多問。

我最近告訴他，我認爲他做得很棒，也很敬佩他給予母親的關愛。他謙卑地接受了我的讚美，並回答我那對他來說，完全是很平常的事情。

我的父母都已經過世了，這或許能解釋爲什麼我會這麼敏感。爲什麼不能每個人都像他一樣？父母的健康肯定會比任何事情都來得重要吧？我還會見到那個男孩和他的母親——只是一年裡只有兩次，因爲她恢復得很不錯。但我此生剩下的日子都會去那家加油站爲我的車加滿油，就是那天晚上我看到他坐著的地方。

71 睡眠不足

我身邊的人們始終很難理解我決定轉換跑道的理由，但身為一名家庭醫生，我最終可能會燃燒殆盡。

——克里斯．布勞恩，非執業內科醫生

那位穿著睡衣坐在床上的老先生，實在一點也不顯眼。他看起來很累，感覺像是一整晚都躺著沒睡。我看起來大概也差不多：一個快要畢業的年輕準家庭醫生，因爲一整個星期都在檢查小孩的耳朵、擦他們流的鼻涕，感到精疲力盡。

他的妻子大概是在早上五點打給我的，前一天晚上因爲數不清的家庭來電，我幾乎沒什麼睡，那時我才剛閉上眼睛。顯然他已經歷經了好幾次間歇性的疼痛，感覺跟之前他得過的腎結石的情況有點像。雖然現在已經不痛了，但他們還是希望我能過去看看，我問他們是否能再等幾個小時，這樣或許我還能再睡一下。他們說：「好。」於是星期日早上九點三十分，我才出現在他們家門口。

我機械式地進行檢查動作：敲敲他的下背、觸診檢查他的胸部，但他都說沒有不舒服，已經不痛了。顯然沒什麼異狀，所以我推薦他去找自己的家庭醫生、做個尿液檢查，確定一下是什麼毛病。我把手放在臥室的門把上，正準備離開時，他說的話讓我倒抽了一口氣：「醫生，這裡奇怪的抽動是怎麼回事？」我轉過頭，看到他指著自己的肚子。我的醫生包掉在地上，當下我就知道是什麼毛病了。

我把手指放在他的肚子上，感覺到按壓部位數公分下的抽動，跟隨著心跳的節奏。這是主動脈瘤的前兆，絕不會錯，是一種在人體最大的動脈裡出現氣球狀腫脹的現象。依照他的症狀看來，顯然這個瘤每過一分鐘就變得更大。當這種類型的動脈瘤破裂時，就算是神仙來也救不了你。我立刻打給當地醫院的心血管外科醫生。他當時正在手術室裡開刀，所以我的電話被轉給手術團隊的其中一位人員。我向後者說明我的診斷結果，透過電話我都還是能聽到原先那位外科醫生大喊：「把他送過來，搞不好什麼事也沒有！」

當天下午，那位外科醫生回電給我，大大地表揚我一番。手術很成功，病人恢復得也很順利。他對我說：「做得好，在某個還活著的人身上，可未必常會看到這種診斷。」但我自己卻一點也不覺得驕傲，只感到滿滿地羞愧，又暗自覺得鬆了一口氣。這麼明顯的診斷，還親自送上門來，我卻因爲睡眠不足而沒注意到。如果不是病人自己對我「神救援」，在我年輕的職涯裡，那肯定會是終身都無法抹滅的疏忽。

但是我沒辦法對任何人訴說我的羞愧，因爲大家的印象都是——我已經盡力做出診斷了。跟我同一科的其他醫生似乎不願意去想，過度勞累並不足以構成我的藉口，只是擷取一些腎結石的故事，卻不願意進一步檢查。

這一切都是四十多年前發生的事。當時我們都得値週末班，從星期五晚上一直到星期一早上，之後還得馬上接著動手術。伴隨而來的風險是我們絕對不會抱怨的事情，因爲這就是我們這個職業英雄般本質的全貌。但是當時我就意識到，未來我成爲醫生之後，絕對不可避免會需要定期小睡，而且我可能經常會面臨生死攸關的情況。

我實在無法忍受這樣的想法。當時離我畢業還有一個月的時間，所以我完成了學位，但之後再也沒當過一天醫生，反倒成了一名工業毒物學家。

說實話，我早就已經知道成爲家庭醫生並不適合我的個性。但直到這個人在我需要的時候推了我一把，我才終於面對自己、承認了這個事實。有很長的一段時間，我都絕口不提那次的差點誤診對我的決定來說有多關鍵。我身邊的人們始終很難理解我決定轉換跑道的理由，但身爲一名家庭醫生，我最終可能會燃燒殆盡。我知道的就這麼多。這個人使我免於那樣的命運，也徹底改變了我的一生。

72 一個難受的想法

醫生在治療過程中已經盡了全力，為了結束孩子的痛苦，死亡是唯一的方法。

——愛德華．韋哈根，小兒科醫生

她一出生，整個手臂、腿和肚子上就長滿水泡，一看就很清楚，她恢復的機會很渺茫。她的皮膚非常脆弱敏感，輕輕一碰就會裂開——這些症狀絕不會錯，是一種相當罕見、無藥可醫的先天性疾病。病人的皮膚很容易發炎，還會引發危及生命的細菌感染。因爲她有進食困難的問題，另一間醫院在她的喉嚨插入了餵食管，結果證實這是個糟糕的決定：她的黏膜因此而受損，最後就連她的食道也長滿了水泡。

布蕾蒂才剛出生幾週就受到極大的痛苦，我們都看得出來。比起減緩痛苦，我們的治療其實帶來更多痛苦。她身上的敷料每兩天就得更換一次，這個程序痛得不得了，必須在麻醉的狀態下進行。我們別無選擇，只能通知她的父母，沒有任何方法可以治好她的病，而且他們的女兒最終會死——我們所能做的就只是延長她的壽命，盡量減輕她的痛苦。他們非常難過，寄給我布蕾蒂沐浴中的照片：大多數的嬰兒在溫水裡都會顯得很享受，但對她來說卻只是折磨。他們問我：「這到底是什麼樣的生活，就連洗個溫水澡也都不舒服？」

有一天，他們小心翼翼地問我一個令人心碎的問題。對他們來說，一想到得讓他們的女兒經歷一段延長的痛苦，直到她無可避免的死亡來臨，實在很難受，他們希望能結束她的痛苦，問我願不願意協助她進行安樂死。我們邀了整個醫療團隊一起來討論。他們的要求當時還沒有先例，我們甚至能看出隱約可見的法律阻礙——父母並不被允許為孩子的生死做單方面的決定。我們和當地的檢察官談過，後者聽我們說完全部的經過，卻沒有任何明確地回覆。他說：「我沒辦法給你們答案，只有等某個人確定死亡後，我才能夠介入。雖然那對父母的希望是完全合理的，但潛在的法律後果卻太大了。」所以我們只能回覆那對父母：「很遺憾，我們什麼也不能做。」

他們帶著孩子離開醫院，還有一整車的繃帶。幾個月後，布蕾蒂在家過世了，而且死得很痛苦。她需要越來越多劑量的嗎啡才能克服痛苦，最後她就這樣停止呼吸。當我們聽到這個消息，都覺得很憤怒。我們始終沒辦法提供布蕾蒂和她的父母任何幫助，對醫療實踐來說，這眞是醫務工作中糟透了的展現。

再一次，我們安排了和檢察官的談話。這時換了一位新的檢察官，總算是位願意聽我們說話的人，所以他來到我們的病房評估狀況，告訴我們以前的事例——關於結束慢性病兒童的生命，並向司法機關通報的醫生總共有二十二例，在每個例子裡，司法機關都裁定他們有觀察到，醫生已經盡了所有必要的注意：醫生在治療過程中已經盡了全力，爲了結束孩子的痛苦，死亡是唯一的方法。其中沒有一位醫生曾經被起訴，但是這些案例都沒有被公開——要是我們能早點知道，該有多好。

司法機關認爲，該是時候讓一切公開透明了。我們被允許能查閱法律報告，條件是我們得把研究發現發表在期刊上。我們照做了，在國內外都引發一陣討論。布蕾蒂過世四年後，我們起草了一份國家協議，爲其他覺得自己也面臨同樣困境的醫生建立一整套行動準則，後來我們把自己的工作延伸到包含緩和醫療，幫助減輕已經沒機會復原的孩子生命末期的痛苦。

如果布蕾蒂還活著，今年就要十八歲了。我和她的父母保持聯繫了滿長的一段時間。直到今天，他們仍然爲她感到驕傲，覺得這樣做是對的。我從沒料想過，一個小女孩可以帶來這樣全面且徹底地改變。布蕾蒂的遭遇迫使我們得考慮到更多根本沒希望能愉快活著的孩子，也因此改變了一切。

73 一個難忘的夜晚

——雷歐尼·瓦林加，實習內科醫生

醫生存在的意義不只是可以使用醫療上的治療方法，還可以幫助病人尋找生命的意義、回答跟存在主義有關的問題。

派區克很年輕，還不到四十歲。他的病情每過一小時就更加惡化——他得了已經轉移的大腸癌，而且才剛開始重劑量的化療。但是第一次治療後，他就感染了嚴重的肺炎，而且因爲化療有效地破壞了他的免疫系統，他的身體早已沒有天然的防護機制。我們給了他三種不同類型的抗生素，還有盡可能多的氧氣，但他的呼吸越來越困難，甚至會咳出血，血壓也低到儀器再也測量不到。我們在他身上做了一切我們能做的處置，但似乎什麼用也沒有。

那時候我負責值晚班。當我打卡上班時，我的同事剛告訴他情況很危急，他可能沒辦法活著見到明天的日出。他說：「哦不，現在不行，我已經打算這星期要跟女朋友求婚，就在我們交往八週年的紀念日。」他的女朋友其實就坐在他身邊，完全無法克制地當下就哭了起來。同時他的朋友和家人也開始聚集到醫院，來跟他做最後道別。一個接一個地，他們才發現他剛剛迸出的問題，而且她也答應了。這個消息迅速在醫院裡傳播開來。每個人都很感動，很快地，我們所有人就達成了同一個協議：就在這個晚上，要幫助他娶回所深愛的女人。

有位總機小姐認識一位住在鄰近城鎮的婚姻監禮人。那時後者還醒著，因爲她的女兒正在慶祝期末考試結束。她隨即準備好來醫院進行儀式，凌晨兩點她終於到了，而且還帶著女兒一起——她們是直接從活動現場過來的。在場的見證人已經夠多了，而這對情侶的身分證也從家裡拿來了。因爲根據習俗，所有的新娘身上都要有某樣舊東西、某樣新東西、某樣借來的東西、某樣藍色的東西，她的朋友還帶來了自己新買的藍色高跟鞋，還有自己母親當年的結婚戒指。

急診室的同仁們希望能快速布置醫院裡最好的病房，帶他們到那裡舉行婚禮，但是他身上不只掛滿了各種設備，還虛弱到根本無法離開自己的病房。就這樣，凌晨三點，在一家死寂無聲的醫院裡、一間小小卻擠滿人的病房裡，發出了一聲非常特別的「我願意」：大約有三十位深愛病人的人聚集在他的床邊，還有這對夫妻分別三歲和五歲的女兒坐在他身邊。

在監禮人的要求下，同一天晚上我還寫了一封正式的信到檢察官辦公室。這對夫妻之前還沒去登記他們結婚的意願——這是荷蘭的法定程序——所以我請求檢察官看在這前所未見的醫療情況下破例核准。第二天早上接我班的同事很高興也很感動，因爲我們讓這麼美麗的夢想得以成眞。

派區克活過了那一晚，隔天早上還跟他的新婚妻子一起看日出。他意料之外的婚姻一定給了他某種力量：一個半星期後他就能出院回家，她也陪在他身邊。最後他以一個稱職丈夫的身分多活了五個月，在他們的婚姻最終被宣告合法之後。

這一切都發生在十年前，但是每次我想到這件事，心裡就會湧現那天晚上豐沛的情緒。從那時起，我才意識到，醫生存在的意義不只是可以使用醫療上的治療方法，還可以幫助病人尋找生命的意義、回答跟存在主義有關的問題。多虧有那天晚上難忘的回憶，最後他過世時，他家人的悲傷在某種程度上得到了緩解。

我最近打給他的妻子，她接電話時說了派區克的姓氏。我腦中瞬間浮現他躺在病床上的情景，勇敢且快樂地努力對抗病魔，他的兩個女兒就站在床腳。或許他在她們成長過程中缺席，但多虧了那天晚上的婚禮，現在她們多了一個冠上他的姓氏、堅強無比的母親。

74 勇氣與信念

——馬塞爾·李維，內科醫生

醫生存在的意義絕不只是拯救生命而已，我們還需要勇氣去告訴末期病人，還有其他的選擇。

他是個大約四十多歲的中學老師，看起來精力充沛。嚴格來說他幾乎沒生過什麼病，但已經有好一陣子都覺得很累。他其實沒怎麼留意這件事，直到他的鼻子突然開始流血，他才覺得似乎得做個詳細檢查。結果診斷出來，他得了急性白血病，需要馬上開始做化療。

當時我心想，一切都進展得很順利，沒有感染、沒有嚴重的併發症，噁心的感覺也還在能控制的範圍內，然而，他卻覺得治療很可怕。

雖然他的症狀已經得到緩解，三個月後，白血病卻復發了。他唯一的選擇是馬上回來做化療，但是如果癌症復發的速度這麼快，存活的機會通常會降到百分之十以下。對許多病人來說，這仍然是繼續治療的充分理由，但對他來說卻不是。他的反應很堅決，他說：「不，我不要再重來一次了，這根本不值得。我不希望自己剩下的日子都活在疾病的陰影下。」他還很年輕，還有很多事物值得他繼續活下去……我們都很困惑，那眞的是對的決定嗎？當時我還在實習，但我周圍的醫生都極力反對，甚至建議打給心理醫生，確認他在臨床上是否有憂鬱相關疾病，也許這不是出於意識清楚的決定。他問我，如果他拒絕治療，會發生什麼事？我說他很快就會死，但我們會盡力支持他，直到最後一刻。之後的幾個月裡，我經常看到他。他列出了一長串自己還想跟女朋友一起去的地方，每當規畫旅行的時候，就會過來找我，我會幫他輸血，再開一些興奮劑給他，讓他可以保持活力。

四個月後他就去世了——那是他最盡情享受人生的四個月。後來我跟他女朋友聊過，她說在某種程度上，她的悲傷得到了緩解，因爲他們一起度過很美好的時光。我們都以爲他瘋了，竟然拒絕治療，但其實可能完全相反。直到後來我才發現，我一直透過某種純粹的醫療濾鏡在看他。在我們眼裡，沒有嚴重的副作用就代表化療很成功，但他的看法卻完全不同。身爲醫生，我們經常會低估治療對患者造成的影響：每週得到醫院兩次，驗血、跟醫生約好回診，好不容易能喘息幾天，又得從頭開始，與此同時，時鐘正在滴答作響、無情地倒數自己的生命。我不禁心想：活下來的人——不論是病人還是他們所愛的人——會如何回頭看他們人生中的這段時光？

我們經常在報紙上讀到，某位死者如何因爲身邊愛他的人，勇敢地跟疾病奮戰，直到最後一刻。但這眞的是最好的選擇嗎？醫生們的心態永遠都會處於「治療模式」，我們所受的一切訓練，都是爲了要治好病人。雖然我們確實拯救了生命，但對許多病人來說，我們的治療根本算不上輕鬆愜意。這個人迫使我面對最殘酷的現實是，治療未必是最好的選擇。這並不是我想出來的建議，想當年，距今超過二十五年前，看著病人的疾病坐視不管根本就不在醫生的考量裡。

是他教會了我，要對自己誠實，對這個主題敞開心胸。醫生存在的意義絕不只是拯救生命而已，我們還需要勇氣去告訴末期病人，還有其他的選擇，有時候放棄治療反而會提升生命的品質。雖然這年頭醫生們對這樣的想法肯定開放多了，我還是覺得許多治療過程其實就像是失控的貨運列車。繼續治療並沒有錯，但病人都應該知道他們將面臨的狀況。

及時踩煞車，簡單來說就是這樣。但要決定何時才是對的時機眞的很難。病人往往會比我們還早知道，他們的感受和體悟遠超過我們所想的。這個病人很勇敢地貫徹自己的信念，也足夠勇敢地爲自己做決定。這是我永遠都不會忘記的。

75 死亡預言

——阿諾·范德里爾，護士

自從一九八一年的那晚過後，

我現在已經明白，需要更認真看待病人的懷疑。

他是個中年的畜牧業者，因爲自己飼養的牛染病了，所以我們讓他住進醫院裡的隔離病房。他得了副傷寒，是一種嚴重的腸道感染，多半是因爲受汙染的牛奶引起的。我還記得他躺在病床上的情景，直到今天，我都還記得他住在哪間病房。

抗生素並不管用，所以我們努力找出正確的治療方法。他覺得很噁心、有發燒的現象，還有慢性腹瀉。每過一小時他就需要便盆，儘管他的腸子早已經拉到沒東西了。那一週當我第一次開始輪夜班時，他向我介紹自己，還發出令人好奇的宣言。他告訴我，我會見證他的死亡，還堅決主張他的死期會在七天內到來。

我其實不怎麼在意他說的話。他的情況確實很糟，但種種跡象都顯示那並不致命。我們聊了很多，關於他的農場和家人，但每次的談話最後總會回到他的預言。一天過一天，他一直在倒數自己的死亡。最後一晚站在他床邊的時候，還幫自己的預言加上了確切的時間：隔天早上六點前，他就會死。我心裡浮現很不祥的預感，他說的有可能是對的嗎？我打給內科醫生，他很認眞看待我的回報，立刻趕了過來。他檢查了病人的狀況，但沒發現什麼需要擔心的症狀。他對我說，如果你眞的很擔心，就再打給我。

因爲他每過一小時就需要便盆，至少我還可以密切關注他、監控他的情況。到了三點左右，他覺得胸部很緊繃。他的呼吸看起來很正常，但我還是呼叫了內科醫生，他立刻下了床趕來。他仔細檢查了病人的狀況，甚至還當場幫他做了胸部和肺部X光，但還是沒什麼異狀。我們給了病人更多氧氣，幫助他更容易呼吸。

五點四十五分的時候，他又呼叫我了。我抓起便盆，走向他的病房。當我走進病房時，看到他斜向一邊倒在靠墊上，眼睛已經往上吊。我當下把便盆一拋，按下呼叫鈴，降下病床就開始幫他做CPR。內科醫生和急救團隊也立刻趕來了，我們整整搶救了四十五分鐘，當下能做的處置都做了，但他最後還是回天乏術。

半小時後，我的輪班結束，我回到家。雖然那已經是四十年前的事了，我還是可以清楚記得我當時的心情，覺得有多空虛。我從來沒跟他的家人說過話，他的遺體後來也沒被解剖，推斷的死亡原因是敗血症。

實在太奇怪了，一個病人居然可以預測自己死亡的那一刻，甚至精準到最後一分鐘？那一整個禮拜對他來說已成定局，我卻還不當一回事，覺得那是無稽之談。在那之後，我從來不曾和我的同事談過這件事。但自從一九八一年的那晚過後，我現在已經明白，需要更認真看待病人的懷疑。

之後，當我開始擔任麻醉護理師的時候，在手術開始前，從我和病人短暫卻熱切的對話中，我經常會看到類似的情況。病人都非常了解自己的身體，他們對自己是否能康復的預測，還有治療的結果往往都很準確。但我們卻常會忽略他們的直覺，只想用理性的方式證明一切。

但我們其實無法掌控一切，即使用最新研發的藥和最先進的的技術。就連當時的我也以爲，我們占了上風，可以用抗生素打敗那位病人的感染。現在我才明白，天地之間還有很多無法用哲理看透的事情，有時候就是會發生我們都無法解釋的事情。但你知道嗎？當我選擇這麼想的時候，心裡覺得安慰多了。

76 一個孤單的小女孩

——雨果．海曼斯，小兒科醫生

醫學並不只是單純的交易，還需要同理心，才能理解病人的處境。

她家離醫院很遠，一個人孤伶伶地在我們醫院接受治療。她的父母每星期會花兩個小時的車程從德倫特到阿姆斯特丹來看她。剩下的時間她就只有自己一個人，這個還沒上小學的小女孩，就只能待在單人病房裡，到現在我都還記得當時的情景。她的病情很嚴重：肝臟分泌不出膽汁，導致嚴重的黃疸發作，還有難以忍受的搔癢。她的體重直線下降，同時還有許多併發症。

當時我正在準備小兒科的資格考試，她是我負責照顧的病人。我和她的關係逐漸變得越來越密切。我住的地方離醫院很近，所以每晚我都會順道去看她，跟她說晚安。就連放假的時候，我也會打電話給她，否則她就不肯睡覺。她告訴大家，她有媽媽、爸爸、弟弟……還有雨果。對她來說，我已經是她家裡的一分子了。

有一天她的情況突然變得很糟。我還記得那天的情景，就像是昨天一樣。我站在她的床邊，突然發現：天啊，時候到了，她快死了。我當場在走廊上狂奔，衝進我指導教授的辦公室大哭。當時他正在開會，房間裡滿滿都是穿西裝的男人——原來學術醫院的監督委員會正在抽查。我當下以為我的闖入會給我的教授造成麻煩，但其實沒有，他站了起來、搭著我的肩，和我一起走回病房。到了病床邊，他也同意我說的。他說：「我明白你的意思，你說得沒錯，她撐不過今晚了。」同一天她就過世了。

我參加了她的葬禮，在我擔任小兒科醫生的漫長職涯中，只有少數幾次曾經這樣做。雖然已經是四十年前的事了，但那天的回憶卻深深烙印在我的腦海裡。當時護理長也和我一起去，我們一起搭車到德倫特的小城鎮韋斯特博克。我和那個城鎮有過令人不快的關係，因為那是我的父母和兄弟姐妹在戰時被送到集中營之前被監禁的地方。我們到達當地的一家旅館，裡面有個附設講臺的連通小禮堂。我還記得我一走進去，那女孩的父親就把我拉到一旁。他說：「你來看看，現在正在瞻仰遺容。」她就躺在那裡，在講臺旁邊，那個我每天都會跟她說晚安，持續了一年，甚至會特地騎腳踏車到醫院去看她的小女孩。那時我自己也剛成爲一個小女孩的父親，很快就感到熱淚盈眶。

我到現在都還記得之後站在她墳墓前的情景，就在一棵樹下。她父親說：「我們會確保找到一塊漂亮的墓地。」同時伸手搭著我的肩。當時的情景看起來倒像是他在安慰我。

這個小女孩的故事奠定了我後來當醫生的方式。想當年，當個好醫生意味著要收斂自己的情緒、保持一定的距離，但我眞誠地相信，如果你這麼做，就搞錯了這個職業的重點。醫學並不只是單純的交易，還需要同理心，才能理解病人的處境。

葬禮結束後，我和那女孩的父母聊了很多關於他們女兒的事，希望可以幫助他們振作起來。我是少數幾個最清楚她最後的日子過得怎麼樣的人，我的話讓他們可以放心，她在醫院裡覺得很安全且安心，但是做什麼都救不回她的命。後來我成爲合格的小兒科醫生後，心裡一直記著這件事，於是這就成了我每年十二月的慣例，打電話給那年過世孩子的父母們。只是想關心他們還好嗎？並且讓他們更確信，他們已經盡力了。我現在終於明白這樣的支持有多重要。一個孩子的死亡是永遠不可能放下的傷痛，但身為醫生，我們需要幫助孩子的父母繼續過剩下的人生。

77 花生醬三明治

——米塔．范德伍，加護病房內科醫生

一個我們沒能從死神手中搶救回來的年輕女子，我們經歷重重障礙才找出她到底發生了什麼事。

那天是暑假的某個星期二下午，她工作時突然覺得不舒服，開始換氣過度。在救護車上，她很快就失去了意識。我們幫她做了腦部掃描檢查，顯示沒有異常，但在掃描過程中，她的心跳突然停止了。我們開始幫她急救，接著把她送進加護病房，這期間急救仍然繼續。那眞是一場硬仗，她的心跳始終沒有恢復。當下我就看得出來，事情會怎麼發展。

她的父母和男朋友趕到醫院，我請他們考慮是否要捐出器官。我還記得她的男朋友在她包包裡到處翻找她的器官捐贈卡。經過一陣情緒高漲的討論後，他們最終同意捐出病人的器官。入院一小時後，病人宣告死亡。摘取她的腎臟前，我們抽了十小瓶血，好讓鄰近的學術醫院確定她的組織類型——這對決定最適合的受贈者來說是很重要的資訊。

為了確定她心臟衰竭的原因，我們還決定把血液樣本送去給毒物學家化驗。解剖顯示沒有異狀，於是殯葬業者領走了她的遺體，準備下週一下葬。星期五下午，毒物學家打電話給我們。他在病人的血液裡發現咖啡因和巧克力的殘留物，還有某種標準檢測方法無法辨識出來的不知名物質。我打給市政府的驗屍官，他立刻和警方一起過來醫院。

那位年輕女性的遺體被轉送到鄰近城鎮雷斯威克的法醫機構。結果沒有發現任何可疑的物質，但卻發現我們提供的血液不夠，所以無法進行完整的毒物篩檢，但是遺體內的血液已經一滴也不剩了。這時我突然想起來，我們送去學術醫院進行器官捐贈檢驗的那十小瓶血液。我們立刻跟他們聯絡，幸運的是留下的量還足夠。幾天後，法醫學家終於辨識出那種不知名物質：是氰化物。那位女性一定是被毒死的。

她的同事在調查時告訴警方，她吃了男朋友在家爲她做的三明治之後才開始覺得不舒服的，三明治裡面加了花生醬和巧克力米。她才吃了幾口就把它放下了，說味道有點古怪。她的男朋友很快就被逮捕了，他的工作是化學家。警方甚至還搜查了剩下的三明治，但奇怪的是，裡面並沒有驗出氰化物。那毒到底是從哪裡來的呢？

經過漫長的偵訊後，她的男朋友終於招認了。他在病人的三明治裡添加了自己工作的實驗室會使用的一種防腐劑，這種化學物質進入人體後，就會被分解成氰化物。因爲他是化學家，很有信心能掩飾自己的犯罪痕跡。經過檢驗，剩下的三明治裡確實驗出了那種防腐劑。

警方後來告訴我他的犯案動機是什麼。他有人格障礙的問題，當他的女朋友越來越急切地想結婚生小孩，他沒有其他辦法，只能把她殺了。發出住院令觀察一段時間之後，法院判決他必須入監服刑。從那時開始，每次發生猝死的時候，我就會提高警覺。我會更快打給法醫學家，並要求留下更多血液樣本，以防之後需要進行檢驗。

一個我們沒能從死神手中搶救回來的年輕女子，我們經歷重重障礙才找出她到底發生了什麼事，面對她父母的恐慌和悲痛……這一切都讓我和我的同事忙得天翻地覆。仔細一想，她男朋友在她病床邊看起來既沮喪又難過，但自始至終，其實是他那天早上在她的三明治裡下了毒。光是想到在她死前最後幾小時，我們就站在那裡和謀殺她的兇手對話，就讓我覺得很噁心。他差點就可以完成完美的犯罪，但因爲她的器官捐贈，最後終於揭穿了他的眞面目。

78 醫生與女兒

——艾琳．孔寧，實習婦科醫生

我現在終於明白，每一位病人周圍都是一整個人生的羈絆，因為這樣，我變成了更好的醫生。

一年半前，她這輩子第一次被送到急診室。那個週末她都會出門慢跑，但在星期日的晚上，卻突然因爲很難受的腹部疼痛而倒下。掃描檢查顯示有腫瘤阻塞住她的腸子，而且在手術當中他們才發現癌細胞無法完全被移除。三週後，確切的診斷結果出來了：是卵巢癌，已經是末期，不可能治好了。

我不是她的醫生——她是在另一家醫院接受治療的——但身為醫生，我的人生還是不能沒有她，因為她是我的母親。儘管我確實有幫她做一些醫生的工作：像是研究、跟我的同事追蹤狀況，但我們的談話範圍遠遠超出病情中跟醫療或科學相關的部分。我們會談論她的不安，還會聊到未來。她告訴我，她感覺被自己的身體出賣了——有一天，她突然就變成了癌症患者，而現在，在她生命剩下的日子裡，她每天都是癌症患者。我問她，既然現在已經知道人生的結局比她想得還要早到來，她會不會做出什麼不同的選擇？她堅決地回答，這一生她想要的都已經實現了，如今每多活一天，感覺都像是禮物一樣，值得好好感謝。正是這些對話，關於我未必會拿去問我自己病人的這些話題，讓我覺得最有價值。

對像我這樣的年輕醫生來說，病人通常不只是這樣。不論是病人還是溝通，通常都會相當客觀，並不是因為我們缺乏同理心，而是醫生最關心的往往是病人的診斷結果，還有可以做的治療。我們受的訓練就是要這樣想，所以我們學的都是該做什麼檢查，才能確認或排除某個診斷結果，並且得持續追蹤科學研究。但是我母親幫助了我，透過不同的濾鏡看待我的病人。他們也有和她一樣的問題，也有同樣的不安。

我意識到的另一件事是，癌症不僅會影響患者，還會影響他們的家人、配偶、孩子、同事和朋友。以上所有人都會受到同樣的影響，看著自己周圍的生活轉變。就像現在發生在我們家的狀況一樣。

我最近去看一位病人，走進病房就看到她床邊有三個正在哭泣的孩子。這樣的相似之處立刻讓我為之一震：還不到一週前，就在另一間醫院，我也跟我的兩個姊妹一起像那樣坐在我母親床邊。其中一天我是個醫生，隔天我又成了女兒。光是這樣的領悟，就改變了我工作的方式。

化療發揮了作用。雖然癌症無法被徹底擊敗，但她又可以多活一段時間。她很堅強、心情堅定，而且喜歡掌控情勢。但是最近她有時候會覺得很焦慮，因為她感覺到逐漸對自己的生命失去掌控。她要求我看看她的安樂死宣言，並說我們一起仔細閱讀那份宣言，會讓她感覺好一點。那真是既緊張又激動的討論，就像那些日子裡我和我母親曾有過的許多對話。

與她的每次談話都在我身上留下了不可抹滅的印記。有部分是因為她很擅長言語，可以用很美好的方式表達自己的渴望、感受和體驗。要是我所有的病人都能用這樣清楚的方式表達自己的想法，我們就能夠更容易掌握問題的核心，我也就能夠站在更好的位置來幫助他們。

因爲我母親身上，還有我們彼此之間發生的事情，我現在終於明白，每一位病人周圍都是一整個人生的羈絆，因爲這樣，我變成了更好的醫生。母親總會在我辦公室裡陪著我，我也會在那裡陪著她。

79 束手無策

我們的職業並不只是醫療跟技術而已，
還包括了為病人付出時間，還有真誠的關注。

——桑德．狄哈森，肺科醫生

掃描檢查顯示他的肺部有腫瘤，幸好還可以動手術切除。手術很順利，他原本應該會完全康復才對，但外科醫生切除掉一大塊他的左肺之後，因爲某些原因，卻沒辦法讓他止血。接下來的幾天，我們面臨了一個很奇怪的難題：躺在這裡的這個人才剛四十出頭，健康狀態一直很好，現在卻不受控制地咳出不肯凝固的血。

我們請求來自全國的專科醫生來檢查他的情況，最後才知道他體內正在產生抗體，對抗自己的血小板——原來是他的身體轉而在攻擊他。腫瘤產生了一種物質，擾亂了他的免疫系統，因而引發了抗體攻擊。這種情況相當罕見，而且還會危及生命。我們在他身上注射高劑量的藥物來對抗抗體，但卻沒有效。每天我們都會注射新鮮的血小板到他的靜脈裡，這應該要是能幫助他的血液開始凝固的救生索。但是任何方法都不管用。他一直產生自發性地出血，全身都是淤血，而且不斷咳血。從他的肺部抽出的血水呈現一片紅褐色。

我當時才剛開始擔任病房醫生，每天在巡房的時候都會看到他。他太太會坐在床邊，還有他四歲大的女兒也在旁邊，她始終很開心地在玩。他把所有的希望都寄託在我身上，每過一天就變得更加絕望、無助。他會抓著我的手，一次又一次地哀求：「拜託，讓我活下去吧，你一定要救我，我的孩子應該要有爸爸看著她長大。」

像他這樣的情況只在國際期刊上出現過幾次，而且一旦我們諮詢完所有找得到的教授，甚至還試過實驗性的藥物之後，我們就再也無計可施了。那時我才突然心裡一驚：他不會再好起來了。我坐在他身邊聽著他的懇求，但只能告訴他死亡是無可避免的終點。我對他完全誠實地說出一切，但天啊，這眞的很難受。

我確實會試著和我的病人保持情緒上的距離——回到家之後，我就不會再去想病人的情況，但是我就是沒辦法不去想這個人的狀況。他是個活生生的證據，死亡無時無刻都可能會降臨在我們任何一個人身上。而且事實上他還很年輕，這讓他的病例變得更是嚇人。雖然已經十一年過去了，他的悲傷和絕望現在想起來都還是歷歷在目，我甚至還記得他的女兒爬上床要他抱抱的情景。該怎麼告訴一個孩子，她的父親就快死了？又要怎麼找到適合的字眼去描述再做什麼也沒用了？

最後他還是接受了自己即將死亡的事實，他其實別無選擇。每天我都很怕去看他——我該說些什麼呢？但我知道我必須坐在那裡、陪在他身邊，耐心聽他說話，直到最後的日子到來。這是我從他身上學到的一門課，從那時候開始，這一直是我行醫的準則：我們的職業並不只是醫療跟技術而已，還包括了爲病人付出時間，還有眞誠的關注。

他過世的時候，我就在旁邊陪他。因爲他很可能會流血而死，爲了避免他在死亡來臨的那一刻還有意識，我們幫他打了鎭靜劑，讓他進入睡眠狀態。在他死後，所有醫生和護士都聚在一起討論發生的狀況。因爲我們都很震驚，討論讓我們可以和彼此分享自己的感受。

當你用盡一切方法都找不到答案的時候，該怎麼做呢？這就是這位病人教會我的事：要誠實、要傾聽，最重要的是，千萬不要走開。

80 一個致命的夜晚

——伯特．凱澤，老年科醫生

我突然清楚地明白，我的幸福並不是單靠成就所爭取到的，我的人生其實是受到好運的庇蔭。

他來自南美洲的蘇利南，剛到荷蘭的時候，他還是個年輕小伙子。在了解毒品的可怕之前，他就對海洛因上了癮，接下來就是人們常聽到的悲慘故事的版本：他的人生瓦解了，得了肺膿瘍，最後還感染了人類免疫缺陷病毒和愛滋病。他就是這樣來到我們單位的，這是整個城市裡絕望案例的集散地。海洛因上癮的性工作者、怎麼治也治不好的酒鬼、無家可歸的癮君子，再也沒辦法應付殘酷的街頭生活——這些都是會在我們門前徘徊的人。

住在街上的人們是出了名地不修邊幅，但完全不適用於這個男人的情況。令人意外地，他相當紳士且友善、是個好看的傢伙，而且我還覺得他挺可愛的。長年在街上流浪、對抗毒品卻又忍不住使用後，現在跟我們一起，他終於找到一個可以讓自己放鬆享受生活的地方。偶爾他會下廚煮一頓美味的蘇利南風味大餐，給我們科裡的每個人享用，但其實充滿活力的的街頭生活，不論造成破壞的程度有多大，都仍然是個難以抵擋的誘惑：興奮又刺激、多彩多姿的特性……在某個方面都來說是相當令人感到振奮的。而且就像他經常滔滔不絕描述的，我們的照護中心「眞他媽的無聊」。所以他偶爾總會回到城裡，回到毒品的懷抱，然後再度發病。等他無可避免地回到機構時，我們總會免費爲他留一間房間。

這樣的模式持續了好幾年，直到有一天他決定認眞盤點自己的生活狀況。他突然領悟到人生所有重大的里程碑都已經跟他擦身而過，他沒有太太、沒有小孩，也沒有工作，只有一個偶爾會來看他的兄弟。他不想再住在街上了，但也同樣害怕可能得在照護機構裡度過下半輩子，儘管他才五十歲。所以他做了一個決定。他說：「我想死。」他不再繼續吃HIV的藥，但結果證實，做為一種加速死亡的方法，這樣根本沒有效，因爲需要花的時間太久了。

就在一個致命的夜晚，夜班主任通知我們：他的房門是開的，感覺有一陣風吹到走廊上。他們發現他的房間裡空無一人，他躺在樓下地面的草叢裡、全身捲曲。原來他從二樓跳了下來，陷入很危急的情況：沒有意識、肺部塌陷、全身骨折，就連腎臟也破裂了。我趕去醫院看他，他已經被插管接上了呼吸器，住進加護病房。我對他深感同情，他要怎麼脫離這個險境呢？我要求醫院職員們集合在一起開會，還被傳喚得在一大群醫生和一位倫理學家面前報告。他希望能安樂死的請求從來沒有被記錄下來，所以我只好把自己武裝起來、準備作戰。我說：「你們或許可以擁有他的身體，但我卻擁有他的靈魂。如果你們想把他救回來，他眞正需要的其實是一個適合『回去』的地方。」接著，就在所有的同事和伙伴面前，我毫無保留地把他的靈魂攤開給他們看，向他們說明等著他的唯一未來，其實就只是悲慘、一點也不快樂。當時他的兄弟就站在我身邊，他也認同我的看法。

他們認眞地聽著，最後發現那是一場頗富成效的對話。醫生們說，他的傷勢範圍太大了，永遠無法再完全康復。他們決定當天下午就要拔掉他身上維生設備的插頭。那天晚上六點半，我接到電話通知說他已經死了。我突然哭了起來，這讓我很驚訝——我其實沒那麼常哭的。

我能夠讓他有不同的命運嗎？這是個之後讓我沉思許久的問題。我其實從來就不希望他死，這對我來說是很奇怪的審判，但是我心裡爲他發展出很柔軟的一塊，感覺眞像是一種浪費。他從來沒有逼迫我要那樣做，也從來沒有請求我的幫忙。所以他才得自己來，一個人孤伶伶地，就在大半夜裡結束自己的生命。有時候這個想法還是會纏著我。

我回想他的一生，就像他自己曾經回憶過的那樣：一個外來移民的生活，最後歸於塵土。他是這麼好的一個人，受過教育、性格又好……到底是從哪裡開始出錯的呢？他的兄弟過來醫院拿他的物品，一整個人生就只裝滿一個垃圾袋。我突然清楚地明白，我的幸福並不是單靠成就所爭取到的，我的人生其實是受到好運的庇蔭。而他的死眞的讓我很難過。

81 勇敢

是她讓我明白，和一種終身都會跟著你的疾病共處，而且這種病還會影響你所有的生活方式，究竟是什麼樣的感覺。

——莎莉·戴維斯女爵士，血液科醫生

我第一次見到她的時候，她已經歷經了不少痛苦：一個才十歲的小女孩，經常得進出醫院，只能透過鴉片製劑才能撐過極為嚴重的疼痛。早在她開始上學之前，勞蕾爾就已經被診斷出患有一種名為鐮形血球貧血症的遺傳性血液疾病，讓她終其一生都得籠罩在疾病的陰影下。

我一路看著她長大。她從青少女長成一個年輕女性，一年一年地過去，我對她的欽佩始終有增無減。她念完高中、大學畢業、開始約會、談起戀愛，同時不斷進出醫院。她是怎麼辦到的？她的女性友人們都會結伴上舞廳、穿著布料少且暴露的衣服，還會喝酒，她卻得受到嚴格規範的約束：不能感冒、要大量喝水，這一切都是爲了避免她最害怕的疼痛危機。我記得有一次，她從家裡出門的時候沒有圍圍巾，之後又在寒風中站在公車站等了很久。在那之後，她就因爲咽喉強烈的疼痛而住院治療。

有了那次的經驗之後，她就慢慢學會跟自己的疾病共處了。我始終陪在她的身旁，像是某種家教又像是伙伴。我對她很嚴格，因爲我很在乎。

勞蕾爾身上的某種特質讓我很有共鳴。儘管大半輩子她都備受疾病所苦（她母親和哥哥也得了這種病），她卻始終表現得很平靜，實在令人欽佩。她得經常接受注射，不論是打點滴、止痛藥或是採取血液樣本，所以她的血管都已經萎縮了。但她始終都很鎮定，已經數不清有幾次，就算我們找不到她的血管，她也從來沒有抱怨過。

我經常會坐在她床邊跟她聊天，我們會談人生也會談死亡。我很年輕時就守寡了；她也已經失去了她的哥哥和外甥。每年在醫院裡，她總會看到人們死於她正在對抗的這種疾病——這些人她都認識，而且跟他們都是好朋友。在英國，我們往往會避談死亡，那是種隱晦的話題。但在我們兩個之間，對這個話題並沒有禁忌。

有很長的一段時間，我從來不曾眞正了解，她需要忍受的痛苦到底有多嚴重、感覺有多痛。我生完第一個孩子之後，跟她聊起我經歷的生產之痛。我說感覺眞可怕，接著我問她那是否能跟她定期得經歷的痛苦相比？

那段時間她自己也成了母親，卻相當輕鬆地回答：「才不是呢！這種病的痛可比生小孩痛多了。」還是青少女的時候，勞蕾爾就開始創作令人驚嘆的藝術，試圖表達這種使人極度痛苦的經驗是怎麼樣的感受。其中有一幅她的畫，我在對年輕醫生講課的時候經常拿來當教材。

我成了鐮形血球貧血症的專家，開了歐洲最大的其中一家診所。但我最寶貴的經驗都是從勞蕾爾身上學來的：是她讓我明白和一種終身都會跟著你的疾病共處，而且這種病還會影響你所有的生活方式，究竟是什麼樣的感覺。但是即使在她的痛苦眞的已經無法忍受的時候，她還是繼續堅持下去。是她教會了我，什麼才是眞正的勇敢。

我曾經帶她一起去對醫學生講課，在課堂上她談起生病和痛苦對自己生活的影響。我曾經問過她：「妳覺得是不是應該有某種產前檢查能驗出鐮形血球貧血症，好讓準媽媽們能夠有終止懷孕的選擇？」她的回答很明確：「是的，沒有任何孩子應該經歷我所經歷過的一切痛苦。」

然而，儘管經歷過許多痛苦，她還是下定決心要活出人生最精彩的樣子。她堅持完成大學學業、成爲平面藝術家、寫了童書，還找到人生伴侶，最後生了小孩。她始終沒有放棄自己堅忍的樂觀態度，在她身上看不出一絲辛苦的痕跡。

我後來再婚了，也轉換了跑道，離開了我在醫院裡的工作。但勞蕾爾和我從來沒有忘記彼此。

當我辭掉英國首席醫療官的職位時，她出席了我的離職典禮，還發表了一則極爲感人的演說，關於她的疾病，還有我在她生命中扮演的角色。我成爲她的醫生已經是四十年前的事了，但直到今天，我都還是爲她達成的一切成就感到無比驕傲。

82 困境

把重點放在診斷背後的人身上，其實是一樣重要的事。

——瑪麗·萊禮，神經內科醫生

克里斯多福還是個孩子的時候就開始退化。他先是走路困難，接著失去對手臂的部分控制。當我遇見他的時候，他已經坐在輪椅上好幾年了。他很可能患有遺傳性疾病，這就是他被送到我這裡來的原因。我注意到一件事：他總會穿著用字大膽的T恤，上面印著挑釁的口號和圖案——直到後來才知道，那是他試圖傳達訊息給我們的方式。

我開始了廣泛的基因測試，並與各國醫生分享我得到的數據，就像個偵探一樣，開始查明他的病起源何在。說實話，我很享受這個挑戰，因爲沒有其他醫生能查出到底哪裡出了錯而把病人送來，這世上再也沒什麼比這更令人感到滿足的事情了。但我其實從來沒有眞正看出來，他的疾病對他的影響程度到底有多大，直到我團隊裡逐漸跟他變熟的一位護士告訴我們說，他其實很憂鬱——才發現那些T恤上的標語就是他對我們發聲的方式。我們聯絡了心理醫生，試過各種不同的藥物，但很快就明白，他的憂鬱症其實就是他當下生活狀態的結果，用他自己的話來說就是「被困住了」。他就這樣被困在那裡，一個將近三十歲的孤單男子，變得越來越虛弱，而且感到極爲挫折。完成藝術學位是他最大的願望，但他卻像地縛靈一樣被困在原地。如果要順利入學，他必須先完成銜接課程，可是以他現在這樣被局限在屋子裡的狀態，這根本是不可能的事。只有一個方法可以打破他的孤立狀態：他需要一部可以自己駕駛的車，即使他的身體有許多限制。但他根本就不知道該怎麼樣進行。其中一位護士看到他深陷挫折，不希望讓這件事就此打住。她開始寫信，寫了將近五百張紙，最後成功幫他弄到了一部車。那是一部可以用手操控的車，還能用聲音啓動，是汽車製造商的展示樣品。他立刻就開始了他的藝術課程，順利進入大學就讀，獲得第一名的榮譽，還繼續攻讀碩士。去年他成立了自己的新創公司，現在已經是一位知名的藝術家：他會舉辦藝術展，甚至還被邀請到美國參展。

他的作品相當驚人，儘管無法用手指，卻能用手臂夾住筆、創造出美麗的藝術作品。他的才華這些年來始終被埋沒著，被困在因他的疾病而產生的障礙背後。這是一個不可思議的故事，但有個令人恐懼的前景是，它原本可能永遠不會發生。這世上到底還有多少其他病人，就像克里斯多福一樣，有很多可以貢獻的能力，卻從來沒有機會可以發揮？

十三年過去了，現在他早就已經不是我們第一次見面時的那個樣子了。我每六個月就會見到他一次。非常緩慢地，他的病情逐漸在惡化，他晚上需要呼吸器的協助，而且說話很輕聲細語，因為他的聲帶受到影響。但是從他開始上大學的那一刻開始，他的憂鬱症就消失了。一開始他還會畫自己的照片，畫中他被困在監獄的鐵欄杆後面，用來表達這些年來他的感受。但現在鐵欄杆已經不會再出現了，而且他的人生也徹底改變了。

我始終沒辦法分析出造成他疾病的基因突變。但現在我已經明白，比起單純的醫療面向，病人的人生還有許多其他的層面。我們做爲醫生能爲這個人所做的一切比不上那輛車，它徹底改變了他的一生，這樣的事實眞是讓我大開眼界。有時候病人需要的東西，其實並不僅是合適的藥物，或是能夠翻轉他們生命的成功診斷。對克里斯多福來說，證實車子就是最好的治療。

他的才華讓我變得謙卑。是克里斯多福讓我明白，雖然我的偵探工作肯定很有價值，但把重點放在診斷背後的人身上，其實是一樣重要的事。

83 一封感人的信

——安東尼·佛奇，免疫學家①

「你對待我的方式是把我當人看，而不只是看到我身上的疾病。」這就是醫療最重要的核心價值。

他是在某個星期五下午被送到我們醫院的，直接從被派去獅子山接他的檢疫救護機上送進病房。他是個年輕的醫生，以志工的身分到非洲旅行，幫忙二〇一四年開始爆發的伊波拉病毒。

他一直派駐在那個國家的北方，在一間設立於關鍵區域洛科港的專科診所服務。

有一天，他突然覺得一陣頭暈便倒下了。血液檢查證實是最糟糕的情況：因為他接觸過感染伊波拉病毒的患者，自己也被感染了，需要盡快被隔離。

他被送來的時候還能走、還可以說話，但情況卻在我們面前急速惡化。他開始多重器官衰竭，需要依靠維生設備才能活命——雖然緩慢但很確定，死亡的腳步正在逼近。醫生和護士每天都會跟我報告他的狀況，但基於某些原因，我不太能接受他們的安排。我感覺自己應該做更多，而不只是聽他們的評估，這實在說不過去——要求我的下屬身陷險境，為一位受到嚴重感染的病人提供二十四小時不間斷地照護，而我自己卻沒有跟著一起這麼做。所以我空出行事曆上的部分時間，好讓自己能夠加入醫療團隊。

整整兩個星期，每天我都得穿一套防護裝備：頭盔、護目鏡、可動裝置，然後踏進隔離病房，就像太空人登陸月球時一樣。每天的輪班會持續兩個小時。穿上防護衣實在是很累人的一件事，你會變得沒有耐心且無法忍受，而且也有可能會犯錯，並讓自己暴露在危險之下，這樣的風險實在太高。我們照顧他將近兩個星期，我和同事都承受了極大的壓力。

他是我曾經照顧過病得很嚴重的病人之一。這一切都發生在超過四年前，當時還沒有任何藥物能戰勝伊波拉病毒，所以我們能做的就只有對抗症狀。後來我們成功了：四個星期後他就完全康復了，還能回家跟他的父母團聚。這整個過程裡，他都只能透過我戴的頭盔上那小小的視窗看到我的眼睛。

他恢復健康之後，我們開始在病房裡聊天，但我還是沒透露我的名字。直到他回家之後，才查出我是誰，並寫了一封感人的信給我，一直到現在我都還留著。

他在信裡坦承，他很期待我每天的到訪，我在面罩後的笑容給了他力量，而且他很享受我們之間的對話。既然他現在已經知道面罩後面的人是誰，他感到很羞愧，竟然用那麼隨便的口氣跟我說話，早知道應該要表現得更尊敬或正式的。

他也感謝醫療團隊，如果沒有我們，他知道自己絕不可能活下來。但他的良心卻讓他感到困擾：爲什麼只有他接受這樣特殊的治療、享有這麼多非洲病人都還沒機會擁有的尊榮待遇？他希望最起碼在他被隔離的這段期間，能讓我們了解關於伊波拉病毒的寶貴知識，並能夠改善未來對其他病患的照顧。他的病例確實增進了我們對這個疾病的認識。

比如說，我們一直以爲，器官衰竭是脫水的結果，血壓下降則是嘔吐和腹瀉引起的。儘管我們能讓他的血壓維持上升，但他的腎臟卻還是持續衰竭，還包括他的肺臟、心臟和神經系統。是他的病例幫助我們領悟到伊波拉病毒是一種毀滅性極強的病原體，會無情地破壞它接觸過的一切。

雖然他的身體已經復原了，可是他的經驗卻在心裡留下了某種創傷後的壓力。他完全清楚自己曾經離死亡多麼近，而他能從某個致命的傳染性疾病復原又是多麼的不可思議。再強調一次，他是個活生生的例子，說明人類幾乎無限的韌性：他活過了可怕的折磨，還能夠回頭省思並感謝幫助他戰勝疾病的人們所付出的努力。

他描述了一張照片的情景，那是當他還在病房裡、身上接滿維生設備時拍下的，那時我站在他身邊，穿著我那套月球裝備，他說他漸漸能夠珍惜那張照片。

他引用了希波克拉底②的話：「比起知道這個人得了哪種病，更重要的是要知道是哪種人得了這種病。」他說：「你對待我的方式是把我當人看，而不只是看到我身上的疾病。」這就是醫療最重要的核心價值。

①美國免疫學家，被公認爲是世界領先的傳染病專家之一，從前總統雷根時期，美國各大公衛危機無役不與。二〇二〇年新型冠狀病毒流傳期間，常態性參與白宮防疫記者會而爲人所知，有「美版陳時中」之稱。

②爲古希臘時代之醫生，世人普遍認爲其爲醫學史上傑出人物之一，被尊稱爲「醫學之父」。

84 頑固

——梅文・辛格，加護病房醫生

是她教會了我，我們應該要提防「醫生作主」的原則，不要認為只有醫生的意見才重要。

她是個嬌小的義大利籍老太太，年紀大約六十出頭，已經照顧自己得了慢性病的丈夫好幾年了。她的年紀小他好幾歲，而且非常有主見，她不太在意傳統的西方醫療，反而深信草藥與順勢療法的功效。這點幾乎可以斷定他的死亡：當他腹瀉嚴重地發作時，她讓他吃了自己調配的草藥好幾天，最後他被送到急診室的時候已經毫無意識。他需要急救與維生系統的支持，所以在聖誕節的前一週，他住進我們醫院的加護病房。她陪著他一起來，一步也沒離開過他身邊。

幾天後，他脫離了呼吸器，但是情況卻惡化了，心臟的狀況變得很糟。他過去曾經中風過，從此只能坐輪椅，深受糖尿病之苦，現在就連腎臟也在崩潰邊緣。他已經快八十歲了，我們眞的應該全力以赴好維持他的生命嗎？問題是我們沒辦法直接問他，因爲他雖然有意識，但始終昏昏沉沉的。顯然我們得讓他的太太加入是否延續生命的討論，而接下來那幾個月奇怪的情景，到現在我都還記得清清楚楚。

一開始我們的意見一致：我們會繼續治療，但不會把它升級成不顧一切地搶救病人的生命。但在平安夜的時候，她卻突然改變了主意。「我想要進行一切程序讓他活下來。」她對當時値班、搞不清楚狀況的實習醫生這樣說。我還記得隔天早上我們的對話內容就像旋轉門一樣，我們一再地繞圈圈。身爲醫生，我們當然得避免沒有意義的醫療程序，但我也不希望和她起衝突。我向她解釋，讓他脫離呼吸器眞的比較好，如果他的心臟再次衰竭，急救眞的是件很殘忍的事，而且我們必須採取對他最有利的做法，她當下似乎很滿意，但接著我們就接到警方打來的電話：她已經報了案，控告我們企圖謀殺。那時我才剛結束我的輪班，交接給一位同事，同事後來選擇對她的威脅投降，接著他的病床就成了一連串維生機器的焦點。雖然他的病情確實好轉了，但心臟卻變得更加虛弱，已經到了沒有插管就沒辦法活下去的地步。他就這樣一直留在我們的病房裡，不能言語也沒有力氣，那位女士則整天都在抱怨他，並時時發出她有力而惱人的命令。我們只得發出不下三次禁止令給她——因爲使用具侵略性的語言。但每當我們禁止她來訪的時候，她的丈夫就會哭起來，所以我們總是會再讓她回來。整個過程中她始終沒停止抱怨過，不管是對警方、她的主治醫生或是醫院的執行長，都在控訴我們企圖謀殺她的丈夫。我們盡了一切努力想讓她感到滿意，甚至還邀請一位採用順勢療法的醫生會診來安撫她。

沒有幫助的是，她有嚴重的口臭。光是在一公里遠的距離就可以聞到，而且她日夜都會出現。她在的時候，值班的護士總會在途中換班，因爲被她欺凌又得聞她的口臭六小時，根本就超出任何人的忍受範圍。

情況似乎很絕望，直到有一天我們聽說，她租了一部呼吸器要帶他回家。光是操作這類專門設備的人事費用，每年就得花上數十萬元，而且社會福利部門還拒絕支付，但什麼都攔不住她。我仍然記得當時的情景，跟她坐在一起想讓她好好說出自己的感受。「您沒有經過適當的訓練，不能幫他插管。」我說。「沒關係，」她回答，「我看過護士們怎麼操作，任何白痴都可以做到。」

這將可以斷定他必死無疑，我們都很清楚。可以讓他就那樣離開嗎？我們諮詢了醫院的律師，律師看不出有什麼理由該反對。病人的神智很清醒，我們已經解釋過可能會有的風險，如果他不想接受我們的建議，那也是他的決定。就這樣，在夏天開始之前不久，也在住進我們的加護病房六個月之後，他和太太還有租來的呼吸器一起坐輪椅回家了。我們還特別幫他們進行了一天的惡補訓練。九個月後，當我們接到呼吸器公司打來的電話，想像一下我們有多驚訝——她沒辦法負擔租金了，那他們該怎麼做呢？他們當然不能就這樣拔掉他身上維生設備的插頭。我還記得掛電話之後，我心裡有多麼震驚：她眞的做到了，這段時間她一直靠著機器讓他活了下來。不久之後，她和他一起搬到了蘇格蘭，那裡的醫療保健體系可以支付插管的費用。

我們始終不知道他活到幾歲或是這一切的結局是什麼，但這些都不是重點。我們都以爲自己知道，對他們兩個來說最好的作法會是什麼，但是我們都錯了，是她讓我面對現實。我還記得當他聽到自己終於可以回家的時候，臉上的表情有多幸福。他想繼續活著，她就以她獨特的方式陪在他身邊。是她教會了我，我們應該要提防「醫生作主」的原則，不要認爲只有醫生的意見才重要。病人和他們的家人有時候會有其他的想法，偶爾醫生也可能犯下明顯的錯誤。這實在是個關於謙卑的寶貴教訓。

85 不能言語

當一個好醫生，絕對不只是「治療」病人而已，
真正的重點是要「幫助」病人。

——奈傑爾．杰克，麻醉醫生

他是個大約七十歲的男人，已經躺在病床上好幾個星期了，每天只能盯著天花板看，他因為嚴重中風而癱瘓，人生就此突然慢了下來。他沒辦法移動，也不能說話，頭只能動也不動地躺在枕頭上，就連吞嚥也是不可能的，所以只能透過鼻胃攝取食物和水分，但他還是能稍微舉起他的右手臂，而且過了幾個星期後，他就用那隻手扯掉

了鼻胃管。

我們立刻把管子接回去，我到現在都還記得，這個過程對他來說有多痛苦。兩天後，管子又被拔掉了。他一定已經知道自己最後會面臨的狀況，也知道是管子在維持他的生命。

顯然他正在用自己最後的一絲力氣傳達訊息給我們，我實在沒辦法怪他：他的痛苦不會有結束的一天，也沒有希望可以康復了。儘管護士們非常悉心照料他，他的壓瘡卻變得越來越大，也越來越痛，所以幫他翻身跟洗澡始終都是可怕的折磨。

那時我剛開始我的第一份工作，在蘇格蘭的一間醫院裡擔任實習醫生。每間病房裡有二十張床，只用簾子隔開。

我永遠不會忘記他的病床在什麼位置，就在左邊的中間。有一天，我跑去坐在他病床邊，問他知不知道，如果我們不把管子放回去，會發生什麼事。我看到他微微地點點頭。「意思是你會死，」我說，「你明白嗎？」他又是微微點頭。接著我又問他：「這是你想要的嗎？」他又點了一次頭。於是我跑去找內科醫生，告訴他病人想訴說的一切訊息。他不想再繼續下去了，那肯定是我們應該尊重的意願吧？但他給了我一個堅定而友善的警告：身爲醫生，治療病人、讓他們活下去，就是我們唯一的責任。我覺得很挫折，但我只是一個實習醫生，我的意見根本就沒什麼分量。

接下來，有一天早上，有位老年科醫生來看他。我敘述了過去幾週的情況，他看著這個無力的男人，突然表現出同情跟理解。他提議把病人移到自己的病房，是在醫院裡的樓下幾樓。內科醫生同意了。我坐在那位老病人身邊，向他解釋我沒辦法實現他的願望，但會有另一位醫生負責照顧他，在那之後我就再也沒見過他了。

一個星期後，那位老年科醫生打電話跟我說，那位病人已經過世了。當他再一次拔掉自己的鼻胃管時，醫生們決定維持現狀，不再做任何處置。他們幫他注射了鎮靜劑和止痛藥，幾天後他就安詳地過世了。

我剛開始成爲醫生最初幾個月的這個案例，在我執業生涯中始終是我揮之不去的回憶，也留給我畢生貫徹的信念，當一個好醫生，絕對不只是「治療」病人而已，眞正的重點是要「幫助」病人。幫助的意思就是要了解，什麼時候不應該再繼續治療。這也是最新修訂版的〈希波克拉底誓詞〉①裡所說的，爲了病人好，醫生應該運用所有必要的措施，但要避免過度治療。

不要把仁慈的天使從床腳給趕走——這就是我從這個沒有希望卻充滿勇氣的病人身上學到的。他從來沒說過任何一個字，卻教會了我非常重要的一課。

①俗稱醫生誓詞，是西方醫生傳統上行醫前的誓言。

86 遺言

——卡利姆．布羅西，創傷外科醫生

大多數醫生心裡都會有某種象徵性的墓園，裡面葬著他們沒能救活的病人。

她是個年約十七歲的少女，因爲被卡車撞到，所以從腳踏車上摔下來。被送進我們醫院的時候，她還是清醒的，也還能說話。檢查後發現她的骨盆破裂了，腹部還有出血，兩相交替之下，使她的血壓降到極低，已經瀕臨危險。

我們遵照一般的程序，施打生理食鹽水和輸血，並迅速將她送進手術室。我當時在加護病房擔任初級醫生，監控她的呼吸道狀況，並和會診的麻醉醫生合作讓她睡著，這就是我的工作。我坐在她身旁，就在手術床頭，當時整個創傷外科團隊都在我們周圍奔波忙碌，準備所需的一切。

她當時很焦慮且明顯受到驚嚇。不到二十分鐘前，她快樂地前往某個地方的路上，也許是要去上學或是去見朋友，但她現在卻躺在這裡，爲自己的生命跟死神奮戰。我跟她說話，解釋我們接下來要進行的程序。就在她準備進入睡眠狀態前，她看著我問：「我會沒事的，對吧？」我回答：「嗯，妳會沒事的。」外科醫生們當時計畫要用金屬框固定骨盆，但他們劃下第一刀的時候，卻開始不停地流血。接著他們打開了她的腹腔，大量的血瞬間湧出，她就這樣一直不停流血。血管外科醫生採取了英雄般的措施，試圖讓血止住，我們奮力地將新的血液和輸液輸入她的體內，但接著她的嘴巴、眼睛……幾乎身體的每個孔竅都開始流血。她的血就像櫻桃汽水一樣——她的體內被輸入大量輸液，但流出來的就只是某種淡紅色的清澈液體。最後她死在手術檯上，距離我要她安心、說一切都會沒事的那時，還不到四十五分鐘。

四十五分鐘後，又有另一位病人被送進來。他的情況跟上一位很相似，還清醒、也能說話，但也在一小時內去世。雖然我對第二位病人的記憶相當模糊，卻始終忘不掉第一個被送進來的那女孩。她在我腦海裡的影像非常、非常地清晰。有部分是因為她最後的遺言，但還包括這個事實，我永遠不會忘記她是怎麼死在我們所有人面前，儘管醫療團隊已經盡了他們最大的努力要救她。

幾天後，醫院裡所有專科醫生都聚在一起，仔細討論當天發生的狀況。我們所做的一切全都遵照教科書裡的指示，那到底為什麼會產生這麼大的差錯？

我們啓動了一場調查，最後發展成我個人的研究專案，這麼多年來一直是我主要的興趣所在。事情逐漸變得清晰，我們所採用的方法以及全世界的醫生所採用的方法，其實都錯了。從那時候起，我們才知道創傷病人會產生嚴重的血液凝固問題，因為受傷的面積很廣，病人身上會慢慢形成血栓，而且形成的血塊極為脆弱，很快就會被分解。因為喪失了凝血的能力，體內會出血更多，使得外科手術修復變得極為困難，甚至不可能辦到。而整個手術過程我們又做了什麼呢？把大量的輸液輸入病人體內，試圖讓他們的血壓上升，卻不明白這只會讓事情變得更糟，因為這樣一來將沖散他們身上還能生成的極少量珍貴的血塊。在這樣的情況下，這個女孩會死在手術檯上、全身到處出血，其實並不令人意外。

現在的情況已經很不一樣了。我們的研究帶來了重大的改變，影響了世界各地治療出血性創傷病患的作法。我們現在已經改採取一種全新的方法，稱爲「損傷控管急救法」，目標在於維持及改善血栓的狀況。我們會讓病人的血壓保持在低點，在他們身上施打藥劑，以增加血栓的狀況，並且研發特殊的技術可以及早控制失血，即使是在街頭上。如今已事隔二十四年，如果當年那個女孩現在被送進醫院，我相信她一定可以活下來。這點我很確定。

大多數醫生心裡都會有某種象徵性的墓園，裡面葬著他們沒能救活的病人。那就像是某種不變的重量，不論我們走到哪裡都會背在身上。身爲醫生，我們必須要從每一次發生的死亡身上學習，儘管當下我們根本沒做錯什麼。我常常會回想起那位十七歲的女孩，因爲她改變了我行醫的過程，也帶領我們發現後來能夠救活無數其他病人的方法。

我其實從來不知道她叫什麼名字，但她卻爲全世界上了寶貴的一課。

Eurasian Publishing Group
圓神出版事業機構
用心與你對話・視野無限寬廣
圓神出版社
Eurasian Press
www.booklife.com.tw reader@mail.eurasian.com.tw
圓神文叢 277

那個病人，我人生的醫生

作　　者／艾倫．狄維瑟（Ellen de Visser）
譯　　者／黃怡雪
發 行 人／簡志忠
出 版 者／圓神出版社有限公司
地　　址／台北市南京東路四段50號6樓之1
電　　話／（02）2579-6600．2579-8800．2570-3939
傳　　真／（02）2579-0338．2577-3220．2570-3636
總 編 輯／陳秋月
主　　編／吳靜怡
責任編輯／歐玟秀
校　　對／歐玟秀．林振宏
美術編輯／林韋伶
行銷企畫／詹怡慧
印務統籌／劉鳳剛．高榮祥
監　　印／高榮祥
排　　版／陳采淇
經 銷 商／叩應股份有限公司
郵撥帳號／18707239
法律顧問／圓神出版事業機構法律顧問　蕭雄淋律師
印　　刷／祥峰印刷廠
2020年8月 初版

定價 330 元　ISBN 978-986-133-723-4

當一個好醫生，絕對不只是「治療」病人而已，
真正的重點是要「幫助」病人。

——《那個病人，我人生的醫生》

國家圖書館出版品預行編目資料

那個病人，我人生的醫生／艾倫．狄維瑟（Ellen de Visser）著；
黃怡雪 譯. -- 初版. -- 臺北市：圓神，2020.08
352 面；14.8×20.8 公分. --（圓神文叢；277）
譯自：Die ene patiënt : Zorgverleners over de patiënt die hun leven voor altijd veranderde
ISBN 978-986-133-723-4（平裝）
1.醫病關係 2.醫護關係
419.47　　109007487